眼科消毒供应中心
相关知识问答

主　　编　陈燕燕

副 主 编　张佩华　施颖辉　陈茹

编　　委（以姓氏笔画为序）

　　　　　张佩华　陈　茹　陈燕燕　周文哲

　　　　　施颖辉　秦　蕾　翁郑程

主编助理　施颖辉

人民卫生出版社

图书在版编目（CIP）数据

眼科消毒供应中心相关知识问答 / 陈燕燕主编 . —北京：
人民卫生出版社,2020

ISBN 978-7-117-29791-2

Ⅰ.①眼…　Ⅱ.①陈…　Ⅲ.①眼外科手术 - 手术器械 - 消
毒 - 问题解答　Ⅳ.①R779.6-44 ②TH777-44

中国版本图书馆 CIP 数据核字（2020）第 024303 号

| 人卫智网 | www.ipmph.com | 医学教育、学术、考试、健康，购书智慧智能综合服务平台 |
| 人卫官网 | www.pmph.com | 人卫官方资讯发布平台 |

眼科消毒供应中心相关知识问答

主　　编：陈燕燕
出版发行：人民卫生出版社（中继线 010-59780011）
地　　址：北京市朝阳区潘家园南里 19 号
邮　　编：100021
E - mail：pmph @ pmph.com
购书热线：010-59787592　010-59787584　010-65264830
印　　刷：河北新华第一印刷有限责任公司
经　　销：新华书店
开　　本：787 × 1092　1/32　印张：5.5　插页：4
字　　数：124 千字
版　　次：2020 年 3 月第 1 版　2020 年 3 月第 1 版第 1 次印刷
标准书号：ISBN 978-7-117-29791-2
定　　价：35.00 元
打击盗版举报电话：010-59787491　E-mail：WQ @ pmph.com
质量问题联系电话：010-59787234　E-mail：zhiliang @ pmph.com

前　言

自 2009 年颁布医院消毒供应中心（CSSD）三项行业标准以来,消毒供应中心工作越来越受到重视,并逐步实现复用手术器械纳入消毒供应中心统一管理。2016 年 12 月国家卫生和计划生育委员会对原 WS 310-2009《医院消毒供应中心》规范进行修订,并颁布 WS 310-2016《医院消毒供应中心》新规范（简称《新规范》）,使 CSSD 管理更具专业化和科学性。

随着外科手术的发展,微创手术的普及,特别是眼科手术从普通切口发展为 23G、25G,甚至是 27G 的微小切口,微小切口手术的开展也给精细化管理带来挑战。眼科手术器械价格昂贵、结构精细,且手术周转快,CSSD 工作流程化和科学化管理也成为眼科医务人员一直思考的问题。为此,本书编写组从眼科 CSSD 相关知识出发,同时结合 CSSD《新规范》,以一问一答形式呈现,旨在帮助医务人员在临床工作中能方便、快捷地查找和学习眼科 CSSD 相关专业知识,了解眼科手术器械清洗处理方法,希望能成为广大医务人员喜爱的口袋书。

全书分为五章,共 137 个问题,内容包括:CSSD 管理、回收分类及清洗、手术器械检查与包装、灭菌篇以及医院感染相关知识和附录部分,内容既涵盖了眼科 CSSD 管理,眼科手术器械清洗、检查、包装、灭菌及质量控制等,又介绍了眼科医院

感染相关内容,体现了眼科器械清洗质量把控的重要性和可控性。本书编写特点:

1. 眼科消毒供应中心相关知识专一性的展现 目前市场上没有一本专门写眼科消毒供应中心工作内容的书籍,临床工作者很难找到这方面针对性的书籍参考。

2. 简单明了,以问答形式展现,利于查看 按照章节内容分类,对日常工作中容易混淆或大家觉得不明了的一些相关内容以问答形式展现。

3. 突出实用性,设计易存放的口袋书 针对临床疑惑进行解析,突出"实用性"和"可操作性",不以"模糊性""原则性"语言表述,内容详尽具体、语言简洁清晰,使人读后能清楚地知道日常工作中遇到这些问题该怎么做。

4. 临床实践与规范的有机结合 在编写模式上,在内容安排上,既有专业基础知识,又有规范要求,体现临床实践与规范相结合的特色。

5. 特色编排 采取新型编写模式,正文增加二维码书末增加彩色插页,把眼科器械处理流程、眼科专用清洗机操作流程、眼科超声乳化手柄清洗操作流程拍成视频,用二维码的形式体现,实现纸媒教材与多媒体资源的融合。

本书内容力求全面、系统、简明、实用,贴近临床护理,便于眼科或综合性医院供应中心人员、护理管理者、高校护理实习生、眼保健工作者使用与参考。

由于学识和水平有限,书中难免存在缺点与不足,恳请各位专家、同行及广大读者批评指正。

陈燕燕

二〇一九年六月

目　录

第一章 管 理 篇

1. 眼科消毒供应中心的建设有哪些要求?

答:眼科消毒供应中心的建设应遵循国家法律法规要求,符合国家出台的 WS 310-2016《医院消毒供应中心》规范和《医院感染管理规范》的要求。根据医院感染管理相关原则,为节省时间和人力成本应设置在离手术室相对近的位置,如条件允许应建立与手术室的直接通道,无菌区内应设有直达手术室的洁梯和传递窗,便于无菌物品的运输和发放。供应中心在建设初期应组织相关专家进行论证,论证时重点考虑供应中心建筑与平面布局的流程,遵循医院感染控制要求和原则,供应中心的各工作区域人流、物流、气流需符合洁污分明原则,符合工作要求。

2. 眼科消毒供应中心的内部布局有哪些要求?

答:眼科消毒供应中心各个工作区域应独立设置(图1,见文末彩插),各区间按照规范要求设置物理屏障进行隔离,各区域的温湿度、气压及气流应符合规范要求,污染区和清洁区之间设有独立的排风系统。去污区的设置应符合医院实际要求和眼科器械的清洗要求,因眼科器械中手柄和管腔类器械较多,建议单独配置管腔器械清洗区域。

1

3. CSSD 各区域是不是一定要建成洁净区域?

答: CSSD 各区域没有强制性要求一定要建成洁净环境,如果条件允许可以把检查包装区、无菌物品存放区按净化要求进行建设,如果条件不允许,可以选择自然风,各区域用紫外线每天定期进行消毒灭菌。

4. 供应中心面积及布局有哪些要求?

答: 供应中心建筑面积需要符合医院的设备配置和日常工作量需求及后期发展规划,同时还应从安全运行的条件、经济合理性、工作流程需要、管理角度、保障清洁等方面进行考虑。据文献资料认为供应中心可以按照医院管理办法和床位数进行面积设置,一般认为每床位 0.7~0.9m² 较为合适,如 600 张床位的医院消毒供应中心占地面积应为: 600 × (0.7~0.9m²/ 床)=420~540m²,平均值 S=480m²。供应中心各区域间的比例一般为清洗消毒区占总面积的 20%~22%,物品检查包装区占 30%~32%,无菌物品及一次性物品存放区占 20%~22%,其他辅助用房(含生活区、办公区)占 30%~24%。但随着消毒供应中心管理规范的发布和更新,手术设备的不断发展,上述供应中心总面积已偏小,有条件的单位规划时建议扩大面积,保证前期运行和后期规划的扩张。

5. 眼科消毒供应中心回收区设计有哪些要求?

答: 眼科消毒供应中心的回收区应按照物品从污到洁的

原则进行设计,应设有回收分类台,配备 5 倍或以上的光源放大镜,有条件者配备电脑、扫描枪、条码打印机等设施。回收分类台根据器械处理量来计划数量和面积,器械接收后需在光源放大镜下检查完好性。

6. 眼科消毒供应中心去污区水槽设计有哪些特殊要求?

答:眼科消毒供应中心去污区水槽应根据眼科器械清洗原则来进行设置(图 2,见文末彩插)。眼科器械以手工清洗为主,所以水槽设计时需考虑操作人员身高和符合节力原则,水槽高度宜设置在接近操作人员腰部,水槽数量及设置顺序应符合清洗流程。眼科器械较为精密和昂贵,易损坏,水槽不可太深,如条件允许建议用亚克力材质,水槽需配有冷热水,使用水包括纯水和自来水。

7. 去污区应如何设置出入口?

答:去污区出入口主要分为污物入口、污物出口、清洁物品出口和人员通道,出口和入口形成洁污相对独立的通道,不宜交叉逆行。

污物入口:回收车从该区大门进入污染物品接收区的通道,也有单位在手术室和供应中心之间设置内部电梯运送术后器械。

污物出口:运送污染包布、医疗垃圾的通道。

清洁物品出口:清洗消毒后的器械通过传递窗或清洗消毒机双扉门进入包装区的通道。

人员通道,又称缓冲间。面积＞3m²,具有手卫生设施、防护工具放置柜及洁污工作服放置的条件。工作人员必须经过卫生处置后方可离开去污区。

8. 检查包装区应如何设置出入口?

答: 根据 WS 310-2016《医院消毒供应中心》规范,检查包装区应遵循物品由污到洁,不交叉、不逆流的原则,检查包装区、去污区与无菌物品存放区应有实际屏障,可设置传递窗作为小型器械物品的传递,并需要设置人员出入缓冲间和辅料通道,辅料通道用于清洁包布的运送,辅料通道开口于辅料间,辅料间在检查包装区内,可设置在靠边的区域,两者间用门作隔离(图3,见文末彩插)。

9. 眼科消毒供应中心无菌物品存放区设置有什么要求?

答: 根据 WS 310-2016《医院消毒供应中心》规范,无菌物品存放区环境温度要低于24℃,湿度低于70%。如有条件设置为十万级净化区,如果医院条件不允许,则需配备紫外线进行日常空气消毒。无菌物品摆放架的设置以符合医院感染控制规定为原则,要兼顾手术包和眼科小件器械,便于器械存放和清点。无菌物品存放区发放窗口,宜选用双开门传递窗,避免无菌室内部空气被污染。为方便手术包转运,可在无菌室设置通往手术室的内部电梯(图4,见文末彩插)。

10. 无菌物品存放区能不能设洗手池?

答: 在 WS 310.1-2016《医院消毒供应中心 第1部分:管理规范》第7章"建筑要求"的7.2.8"工作区域设计与材料要求"条目规定:缓冲间(带)应设洗手设施,采用非手触式水龙头开关。无菌物品存放区内不应设洗手池。

美国疾病预防控制中心(CDC)《医疗保健机构消毒灭菌指南(2008)》给出一个解释:医疗和外科用品不应存放在水槽或其他可能变湿的地方。由于水分可以从空气和物体表面将微生物传递给无菌物品,因此,变湿后的无菌物品被认为是污染的。

11. 眼科消毒供应中心组织架构如何设置?

答: 眼科消毒供应中心目前主要存在以下两种形式的组织架构:

(1)护理部垂直管理体系内的护士长负责制

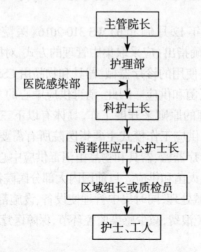

（2）医院感染科垂直管理体系内的科主任负责制

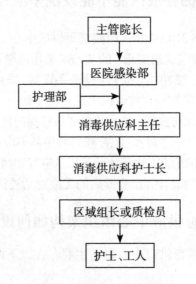

12. 消毒供应中心工作模式有哪几种?

答：2016 年 12 月颁布的 WS 310-2016《医院消毒供应中心》规范中明确指出：应采取集中管理的方式，对所有需要消毒或灭菌后重复使用的诊疗器械、器具和物品由 CSSD 负责回收、清洗、消毒、灭菌和供应。因此，消毒供应中心的工作模式主要围绕集中管理的原则来开展工作，具体有以下三种工作模式：

（1）集中供应工作模式主要指医院所有需要消毒、灭菌后重复使用的诊疗器械、器具和物品由消毒供应中心统一回收，集中清洗、消毒、灭菌和供应。目前国内大部分医院都采用这种模式，规范了器械处理，同时集中管理使设备、设施都能集中利用，整合资源，避免浪费，减少感染监控环节，保障医疗质量安全。

（2）部分集中供应工作模式指医院各临床科室包括手术室的器械由消毒供应中心统一回收，集中清洗、消毒、灭菌和供应，不包括内镜、口腔诊疗器械的处置。这种工作模式也有一定的应用范围。

（3）"手供一体化"的工作模式指消毒供应中心由手术中心护士长或主任统一管理，消毒供应中心与手术中心邻近或在同一栋楼内，并有洁、污专用物品传递通道，消毒供应中心与手术中心在人员、物资和培训等方面实行部分资源共享。近年来，随着消毒供应中心管理范围的拓宽，不少手供一体化管理的医院也开展由消毒供应中心配送手术包的工作，手术中心无菌物品存放在供应中心无菌室中，手术包由供应中心护士根据手术通知单提早半小时配送。这种工作模式减少了手术包反复运送、清点的中间环节，避免二次污染，也节省人力、物力和空间，提高工作效率，保障手术的顺利开展。

13. 眼科消毒供应中心人力资源如何配置？

答：根据医院规模和实际情况建立和完善组织架构，实现层级管理制度。按照眼科消毒供应中心工作流程，合理配置人员，各环节设立一名质量管理员，把控工作质量。根据床位数、手术量、器械清洗和周转量等因素，实行弹性排班。合理分配护士和工作的比例，对工人进行有序教育和培训，储备后备力量，在节约人力成本的同时满足临床需求。

14. 眼科消毒供应中心工作岗位应如何设置？

答：眼科消毒供应中心应根据功能区设立相应的工作岗位，

根据工作岗位的不同设置相应的人员数,包括护士、消毒员、辅助工作人员等,分布在不同工作区域中各工作岗位名称如下所述。

(1)去污区:器械回收岗、器械接收分类岗、普通器械清洗岗、精密器械清洗岗、管腔类器械清洗岗。

(2)检查包装及灭菌区:清洗质量检查岗、器械组装岗、核对包装岗、辅料包装岗、消毒灭菌岗。

(3)无菌物品存放区:发放岗、下送岗。

(4)库房:耗材管理岗。

(5)质量检查岗:根据区域划分,各区域应设置一位质量检查人员承担该岗位的工作职责。

15. 眼科消毒供应中心应如何做好岗位培训?

答:应按照各层次工作人员进行分层次培训,包括基础知识、专业知识和岗位技能的培训。护士、辅助人员、消毒员等人员应根据各自需求选择不同的培训内容和方法,以提高科室人员的素质,保证工作质量。

(1)护士:作为供应中心工作的骨干,主要承担质量检查等职责,护理人员更侧重于专业技术、质量检查及科室管理方面的培训。可以通过参加全国和省(市)级相关专业的学术会议、学习班、外出进修、业务学习等方法来提高自身素质,开阔眼界。

(2)辅助人员:这部分人员以工人为主,是供应中心工作的主力军,主要承担各岗位的流程化工作,需要掌握手卫生要求、防护知识、各岗位工作职责、技术规范要求、各类器械物品的分类、清洗、消毒要求,各仪器的使用维护等,培训方法主要以岗位示范教学、配合小讲课、书面的操作规程与指引等形式。由于辅助人员文化层次不同,专业知识薄弱,需要护理人员循序渐进的引导,通过反复多次的组织培训逐步掌握,并需要不定期检查考核督促。

（3）消毒员:是供应中心灭菌环节的重要操作人员。需要掌握手卫生要求、灭菌锅的基本原理、仪器操作规范及检查维护、各类器械装卸载及灭菌要求,灭菌效果监测方法等,需要具备一定的计算机操作能力,需通过消毒员上岗培训,考取上岗证,同时还要考取大型设备上岗证。培训方法以现场技术操作培训为主,还可以通过参加学术会议、学习班、科室业务学习等方法扩大知识面。

16. 消毒员需要上岗证吗?

答: 消毒员需要考取特种设备上岗证以及消毒员上岗证。特种设备上岗证是特种设备管理机构要求,操作灭菌锅的人员需要考取该证件,特种设备上岗证有有效期要求,各地方要求不同,需在有效期半年内提出继续注册的申请。消毒员上岗证是医院消毒供应中心管理规范要求,需参加消毒供应中心相关委员会组织的培训和考核。

17. 什么是眼科器械的可追溯管理?

答: 眼科器械的可追溯管理定义为:利用可追溯系统,对眼科器械的使用历史或处理过程、存放位置予以追踪的管理方式。包括"追踪"和"溯源"两个部分,追踪部分,可以知道任一器械的流通途径、流向地点、流通路径及目前所在地点;溯源部分,可以知道任一器械的经手人、批次、编号、消毒方式等。对供应中心的管理及责任事件的处理等提供可靠依据,遇到突发情况能明确召回或检查器械批次及灭菌过程等,为现代供应中心管理提供数据支撑。

18. 眼科消毒供应中心可追溯管理有哪些要求?

答:根据 WS 310-2016《医院消毒供应中心》规范:应建立清洗、消毒、灭菌操作的过程记录,内容包括:

(1)应留存清洗消毒器和灭菌器运行参数打印资料或记录。

(2)应记录灭菌器每次运行情况,包括灭菌日期、灭菌器编号、批次号、装载的主要物品、灭菌程序号、主要运行参数、操作员工号或代号,及灭菌质量的监测结果等,并存档。

19. 如何实施眼科器械处理过程的可追溯管理?

答:(1)供应中心实行集中管理制度,接纳眼科手术的清洗、包装、灭菌等全过程的处理。

(2)器械按手术类型分类放置,配备足够周转的器械套数,并做好编号登记。

(3)供应中心实施追溯管理,将所有器械纳入追溯管理系统中,统一管理,器械在各环节流通过程中均要扫描,录入系统中,包括回收、清洗、检查包装、灭菌发放,以及使用环节,保证器械在每一个环节都能查找到责任人,从而实现可追溯管理。

(4)科室质量管理员定期检查各环节操作,看有无录入系统,检查器械清洗、包装等质量,及时发现问题,及时处理。

第二章 回收分类及清洗篇

20. 什么是回收？什么是分类？

答：回收是指使用者将重复使用的诊疗器械、器具和物品放置于专用容器内，运送回 CSSD 集中处理的过程；分类是指依据回收的诊疗器械、器具和物品的材质、结构、污染程度、精密程度等进行分开放置，以便于对易损器械进行保护，提高清洗效率。

21. CSSD 对回收容器有什么要求？使用后的容器如何消毒？

答：回收容器需具有可密封、材质牢固、便于清洗消毒、带有明显标识的特征。使用后需依据污染情况进行处理，对无明显污渍者可进行低水平消毒处理，污染严重者进行高水平消毒，对转运感染类器械的转运箱需进行彻底消毒灭菌，每日需对转运箱进行一次彻底终末处理。

22. 消毒供应中心工作人员回收可重复使用器械时有哪些要求？

答：因遵循消毒供应中心管理规范相关规定，严格执行消毒隔离制度。应定点交接器械并确保器械的数量和完整性，在转运过程中保持器械的密闭转运和保持工作人员手部不碰触其他公共设施或人员。应分别放置普通污染物品与特殊污染物品，特殊感染物品应单独回收，用双层黄色塑料袋密封且表面贴有感染性污染的标示，严格执行职业防护要求，避免对工作人员造成伤害。

23. 眼科器械如何分类？

答：眼科器械应根据其结构及用途进行分类。常见的分类有：眼科普通器械、显微器械及眼科管腔类器械。也有分为眼科普通器械和眼科精密器械，其中眼科精密器械根据《WS 310-2015 征求意见稿》指结构精细、复杂、易损坏，对清洗、消毒、灭菌处理有特殊方法和要求的医疗器械。

（1）眼科普通器械：指用于治疗影响眼眶和眼外表面疾病的、非显微的手术器械。包括斜视矫正器械、眼球摘除或眼内容物挖除器械、翼状胬肉器械等。

（2）眼科显微器械主要用于治疗累及眼球内部疾病的显微手术器械，如白内障手术器械（图 5，见文末彩插）、青光眼手术器械（图 6，见文末彩插）、玻璃体视网膜手术器械（图 7，见文末彩插）。主要包括显微有齿镊、撕囊镊、人工晶状体镊、囊膜剪、角膜剪、显微持针器等。

（3）眼科管腔类器械有眼内镊、眼内剪、超声乳化手柄（图 8，见文末彩插）、抽吸灌注手柄等，其中眼内镊、眼内剪因其精细昂贵，只用于眼内操作，也称为眼内精密器械。

24. 眼科器械分类时应注意什么?

答: 分类时应注意器械轻拿轻放,不同类型的器械需分区域放置。因不同的器械处理方式不同,分区域处理可以避免器械混淆,影响清洗效率,也避免错误的清洗方法导致器械损坏。

25. 为什么要使用带光源放大镜?

答: 中华人民共和国卫生部于 2009 年 4 月 1 日颁发的强制性卫生行业标准 WS 310-2009《医院消毒供应中心》规范中要求器械检查应采用"目测和使用带光源放大镜对清洗、干燥后的每件器械、器具和物品进行检查,器械表面及其关节、齿节处应光洁、无血渍、污渍和水垢等残留物质和锈斑,功能完好,无损毁"。美国国家规范(American International Standard)也推荐目测和借助放大镜观察,认为此法简便有效、直观快捷。

26. 眼科消毒供应中心对于带光源放大镜有何要求?

答: 因眼科器械精密昂贵、结构复杂,头端细小,检查难度大,故需借助 5D 以上光源放大镜对所有器械逐一检查,如条件允许建议配备 20D 以上光源放大镜。

27. 光源放大镜怎么维护?

答: 做到妥善固定,每日擦拭,及时清除仪器表面血迹、污物,镜面用专用擦拭纸每日擦拭,定期监测光源亮度,更换灯泡。

28. 使用后的手术器械手术室应如何进行现场预处理?

答:手术器械使用后,应及时去除器械上残留的组织、血液、黏液等肉眼可见污染物,可用湿纱布擦拭或冲洗,不可使用生理盐水进行处理。若器械不能及时送至 CSSD 进行处理,需进行器械保湿处理,以免污染物在器械表面干涸加大清洗难度。

29. 什么是保湿处理? 保湿处理有什么用?

答:保湿处理是指对刚使用完毕的器械马上进行预浸泡或预喷洒,防止器械上的污物干涸,使器械上的一部分污物溶解。

外文文献研究表明:若手术器械使用后到器械清洗时间隔 < 1h,清洗合格率为 99.21%,若时间间隔 > 1h,清洗合格率则会降到 63.93%,若污物干涸,一方面增大清洗难度,另一方面会加速器械的磨损,缩短使用寿命。加上器械清点、交接、转运等环节的影响,手术结束马上清洗的可能性受到很大的限制,故保湿处理对灭菌前器械的合格清洗是非常重要的。

30. 器械持续保湿处理有哪些有效的方法?

答:(1)专用保湿液喷洒在器械表面。

（2）湿毛巾覆盖在器械表面。

（3）湿的塑料袋包裹器械。

（4）将器械浸泡在稀释的清洗剂中。

31. 什么是清洗？清洗的目的是什么？

答: 清洗是指去除医疗器械、器具和物品上污染物的全过程，包括冲洗、洗涤、漂洗和终末漂洗。清洗能够去除器械表面污物和微生物。避免生物膜形成。确保灭菌质量。

32. 器械清洗原则有哪些？

答:（1）依据器械材质和精密程度选择适宜的清洗方式。

（2）器械应先清洗后消毒，特殊感染器械遵循消毒 - 清洗 - 再消毒的顺序。

（3）按照相应的清洗标准流程进行操作。

（4）进行每日常规和定期清洗质量检测。

33. 眼科器械清洗方法有哪些？

答: 眼科器械清洗方法分为手工清洗和机器清洗两种方法，可细分为手工清洗、全自动清洗、消毒机超声清洗和非浸泡法（擦拭法）清洗（二维码01）。

二维码01
眼科器械
处理流程

34. 眼科器械几种清洗方法的优缺点分别是什么?

眼科器械四种清洗方法的优缺点

清洗方法	优点	缺点
手工清洗	可对结构复杂、精密细小的器械进行拆分,清洗彻底;器械严重污染、生锈或残留的血液和污物已干涸无法清洗时可采用手工清洗。	人为影响因素大,清洗质量不稳定,人力成本大,对人才培养要求较高。职业暴露危险性较大,需做好员工的个人防护工作。
全自动清洗消毒机	机械清洗具有自动化、程序化、标准化和清洗高效等优点,可同时处理大批量器械,节约人力,而且避免人工清洗处理不当对器械的损伤。	某一环节清洗出现问题会影响整个清洗流程。资金投入大,需要较大的空间存放机器,并且需要定期对机器进行保养。
超声清洗机	速度快、效率高,可对易碎物品和带有狭小缝隙、孔洞的金属器械进行清洗。	易对器械表面造成划痕,可能会对精密器械造成损坏。
非浸泡法（擦拭法）	对不能浸泡的器械可采用非浸泡法擦拭清洗。	人为因素影响大,如污渍干涸擦拭不到位会影响消毒质量。

35. 眼科器械如何选择医用清洗剂?

答:眼科器械应选择使用适合眼科器械的清洁剂,易于漂洗去除、不残留。因 WS 310-2016《医院消毒供应中心》规范中并没有明确清洗剂的具体选择方案,因此清洗剂的选择需按照器械污染的种类,根据厂家说明书对器械清洗剂的要求进行选择。若使用碱性清洗剂,应查看碱性清洗剂的浓度和说明书要求,是否需要使用中和剂等问题。

36. 眼科器械的清洗要求有哪些?

答: 眼科器械作用端精密细小、精密度高、价格昂贵,多带有狭窄内腔和缝隙,清洗难度较普通器械大,在整个处置过程中需小心拿放,注意勿损坏精密细小端。此外眼科手术具有手术时间短、数量多、器械周转快的特点,需创造条件保证器械有足够的清洗时间。

37. 为什么要使用高压水枪辅助清洗?

答: 高压水枪是利用高压水力对内镜管道、手术器械、玻璃器皿等进行冲洗,达到去污清洁的目的。针对不同的内镜管道、手术器械和玻璃器械,需更换不同的喷嘴,用于控制水压及喷洒角度,达到彻底清除污垢的目的。

38. 眼科器械和普通器械清洗有哪些要求?

答: 眼科器械应与其他手术器械分开清洗,建议在专用清洗消毒机中进行处理。眼科手术器械建议手工清洗,不得与其他器械混合装载,清洗过程中应注意动作轻柔、轻拿轻放,随时检查器械的完整性。若无单独的清洗消毒机,在使用前应空载运行,确保已去除来自前次清洗工序的颗粒物等的污染。应防止清洗过程中的机械性损伤,注意保护显微器械的作用头端,建议选择合适的器械固定架。遇到特殊的显微器械时,应根据厂家说明书清洗器械。应选用易于漂洗去除、不残留的清洗剂清洗眼科器械。

普通器械建议使用机械清洗,若为手工清洗,清洗工具如清洗刷等应为医学专用,不得使用普通棉布,百洁布或钢丝球。清洗刷建议规定使用次数,每次使用后清洗备用,每天需进行高水平终末消毒。清洗剂根据说明书要求现配现用,若清洗液使用后有明显污物,应及时更换。

39. 特殊污染的眼科器械应如何处理?

答:疑似朊病毒污染的眼内器械,清洗方法遵照 WS 310.2-2016《医院消毒供应中心　第 2 部分:清洗消毒灭菌技术操作规范》和《医疗机构消毒技术规范》(2015 年版)中的相关规定执行,使用以下方法之一进行消毒灭菌:

(1)将使用后的器械浸泡于 1mol/L 氢氧化钠溶液内作用60min,然后再按照清洗的一般流程进行清洗。

(2)将使用后的器械采用清洗消毒机(宜选用具有杀朊病毒活性的清洗剂)或其他安全的方法去除可见污染物,然后浸泡于 1mol/L 氢氧化钠溶液内作用 60min,然后再进行一般清洗。

(3)将使用后的器械浸泡于 1mol/L 氢氧化钠溶液内作用60min,去除可见污染物,清水漂洗,置于开口盘内,下排气压力蒸汽灭菌器内 121℃灭菌 60min 或预排气压力蒸汽灭菌器134℃灭菌 60min,然后清洗。眼内器械的清洗应纳入可追溯管理系统中,建立 TASS 和眼内炎的监测系统,发现 TASS 病例应立即进行器械清洗、灭菌步骤的评估。

40. 为何要重视眼科器械的清洗质量?

答: 眼球内部为无菌组织,角膜、晶状体、玻璃体均无血管,眼球自身的免疫力较低下,较易滋长细菌且眼球内的房水含有丰富的蛋白质,是细菌良好的培养基,一旦感染细菌,极易引起大量繁殖,一旦引起眼内炎症将会对患者和医院都造成重大损失。而清洗质量的好坏是影响物品灭菌质量合格的重要因素,对眼科器械彻底的清洗可以提高手术成功率,提高手术效率,避免手术感染和延长器械的使用寿命。

41. 什么是超声波清洗? 工作原理是什么?

答: 超声波清洗(ultrasonic cleaning)是利用超声波在液体中的空化作用、加速度作用及直进流作用对液体和污物起到直接、间接的作用,使污物层被分散、乳化、剥离而达到清洗目的。目前所用的超声波清洗机中,空化作用和直进流作用应用得更多。

其工作原理主要是通过换能器进而转化成高频机械振荡传播到介质中,超声波在清洗液中以疏密相间的方式向前辐射,使液体流动而产生数以万计的微小气泡,这些气泡在超声波纵向长波中生成负压区,在正压区迅速闭合,这种过程中气泡闭合可形成超过1 000个气压的瞬间高压。这些高压气泡不断地冲击物体表面,使物体表面及缝隙中的污垢迅速剥落,从而达到物体表面净化的目的。医用超声波清洗机,工作频率在40kHz,每个换能器的功率在50W,这样可以最大限度地保护被清洗的医疗器械不受损伤,可以彻底清洗手术器械及手术附件的各种污渍,排除人工清洗不彻底的问题,同时保护工作人员不受污染和感染,是医院的必备设备之一。

42. 超声清洗注意事项是什么?

答:超声波清洗机正常运作时,可听到超声波与水槽谐振的声音,且清洗液表面无激荡,只能见空穴爆破的水花。使用超声清洗器时绝对禁止空槽使用,不能使用易燃易爆清洗液;为避免损坏清洗机,在保证物品洁净的前提下,尽可能使用间断工作的方式,以免超声器箱体温度过高,加速机器老化;待清洗器械不可直接接触水槽底部,应放置在清洗篮/筐中;使用超声清洗器清洗后应立即清洗和清除水槽内污垢。此外,工作人员操作过程中不可将手直接伸入清洗槽中,否则会因超声爆破造成手部不适。

43. 管腔类器械和非管腔类器械清洗时一样吗? 两者的区别是什么?

答:不一样。管腔类器械除了常规的器械表面的清洗外,要增加管腔内部的清洗。管腔内的清洗如下:用自来水冲洗至少10s,然后用高压水枪冲洗器械内腔至少10s,用去离子水冲洗内腔至少30s。若器械仍不洁净,继续用去离子水冲洗至少30s(至少达到饮用水的微生物质量),并冲洗内腔至少30s,然后管腔内冲洗75%乙醇溶液,最后用压力气枪干燥内腔。管腔类器械的表面清洗同非管腔类器械。

44. 眼科专用清洗消毒机安装时有哪些要求?

答: 见图9,文末彩插:

(1)眼科专用清洗消毒机要注意电压必须符合仪器要求,特别是国外进口仪器的所需电压可能与我国的标准电压不同。

(2)必须在现场设置一个主开关将仪器与电源完全隔离,主开关触点间隙至少为3mm,推荐安装漏电断路器。

(3)仪器需要进水口和排水口,水质、温度、水流、水压均符合要求,排水管路需预留耐高温管路。

(4)根据仪器是双开门或者单开门的情况,在供应中心建筑布局上要事先预留好仪器的位置。

45. 眼科专用清洗消毒机如何做好维护保养?

答:(1)定期擦拭清洗机外表面和内壁,如有水垢可使用除垢剂,每日使用后对篮筐、篮架进行清洗擦拭。

(2)保存每日的清洗工艺监测数据,时间不小于6个月。定期对清洗数据进行分析,有问题及时联系工程师。工程师需定期对清洗消毒机的各方面进行维护和调整。

(3)每月进行清洗消毒机的清洗效果监测。

46. 眼科器械使用的清洗机应如何选择和配置?

答: 清洗机应有眼科专用带喷射系统的篮架及清洗程序(二维码02)。在清洗过程中需妥善固定器械,以免移动碰撞

二维码02　眼科专用清洗机操作流程

造成器械损伤。有条件者可专设清洗眼科器械的清洗机,不与普通器械混合装载和清洗。若条件有限,无单独的眼科器械清洗机,在使用前应观察清洗舱是否干净,必要时可行空载运动,确保已去除来自前次清洗工序的颗粒物等的污染。

47. 自动清洗器一般的流程及各步骤的参数是什么?

答:(1)预清洗:清洗舱内自动进软水,自动加热,水温控制在 20~35℃,喷淋预清洗时间 1~3min,自动排污,除去物体表面污渍和可发泡的物质。

(2)洗涤:自动进软水,自动投入设定清洗剂,自动加热(根据清洗剂使用温度要求),一般水温设定在 35~45℃,设定喷淋洗涤时间至少 5min,自动排水。

(3)漂洗:自动进软水或纯化水,自动加热 35~45℃(也可用冷水),设定喷淋漂洗时间 1~2min,自动排水。

(4)终末漂洗、消毒:自动进纯化水,自动加热 90℃,根据需要设定消毒时间 1~5min。在设定的温度下(一般为 70℃)自动投入润滑剂,自动排水。

(5)热风干燥:自动加热,自动控制设定的干燥温度一般为 70~90℃,干燥时间 10~20min。自动开启柜门,取出清洗器械。

48. 眼科器械终末漂洗时用水应如何选择?

答:使用软水、纯化水或蒸馏水对器械进行终末漂洗。水质要求:用电导率 ≤ 15μS/cm(25℃)的水。

49. 机械清洗可以代替手工清洗吗?

答: 不可以。每种清洗方式都有其优点与不足,要达到良好的清洗效果就要根据污染的情况进行选择。机械清洗集清洗、消毒和干燥功能于一体,清洗时用标准的工作程序控制,通过水的喷淋,对器械进行预洗、冲洗、漂洗与消毒。其优点是以清洗方法的程序化与标准化,完成器械清洗工作。但另一方面,对结构复杂、污染严重的器械,机械清洗往往估计不足,影响清洗效果;对不耐湿热的器械,也不能选择机械清洗。而人工清洗可以根据器械污染程度选择清洗的方法,如使用特殊工具进行局部刷洗,针对性地选择清洁剂浸泡或刷洗等多种方法。但人工清洗工作效率慢,细小的空腔类器械难以清洗,清洗效果受人为因素影响较多,如个人的专业态度与水平等,同时易发生职业暴露。

50. 如何检测自动清洗机的日常工作质量?

答: 对自动清洗机的操作应该符合规范质量标准。每次清洗完毕后自动打印清洗运行的物理参数和运行情况,清洗区人员应该复核清洗相关的参数是否在误差范围内,并记录结果。记录应该规范、真实,妥善保管半年以上。每年对清洗机进行清洗质量监测,使用清洗效果测试指示物放置于每层最难清洗的位置,然后运行机器,指示物显示合格后代表机器正常运行。每次改变物品装载或清洗程序监测时,或设备安装、移位、大修后必须做额外的清洗效果监测。

51. 清洗质量如何监测?

答:清洗质量应做到日常监测和定期抽查。日常监测需使用目测和 / 或借助带光源放大镜对每一件器械进行检查。清洗后的器械表面及其关节、齿牙应光洁,无血渍、污渍、水垢等残留物质和锈斑,若监测不合格需重新清洗。定期抽查是指每月应至少随机抽查 3~5 个待灭菌包内全部物品的清洗质量,检查的内容同日常监测,并记录监测结果。

52. 清洗质量监测方法有哪些?

答:(1)视觉法:指借助或不借助工具的肉眼观察,主要有目测法和借助光源放大镜检测法(镜检法)。视觉法作为最基本的评价方法,容易实施,在临床应用最广泛。消毒供应中心日常监测:应用目测法和 5 倍或 10 倍的光源放大镜检查清洗后的每件器械。检测合格的标准是清洗后的器械表面及其关节和齿牙应光洁,无血迹、污渍、水垢等残留物质和锈斑。对于不便直接观察的器械,可借助辅助工具评定。如带管腔的器械,可用钢条卷上湿棉花从管腔内穿出或穿入,连续3 次,棉花卷上未沾污任何污迹杂质则为合格。

(2)隐血试验法(OBT):应用四甲基联苯胺为显色基质的成品隐血试纸,检查清洗后的器械上是否有血红蛋白残留,间接判别病原微生物的污染情况。其原理是利用血红蛋白中的亚铁血红素有类似过氧化物酶的作用,能分解氧化物膜释放新生态氧气,氧化色原而显色,且颜色越深代表血污染程度越重。OBT 是检测手术器械表面血迹残留的较敏感的方法,可检测出器械表面＞5mg/L 的血红蛋白含量。

（3）蓝光试验法：蓝光试验是利用血液中的过氧物酶在有过氧化氢时，催化隐色化合物发生氧化反应，通过颜色改变（蓝色），而检测血液残留。该法检测快速、方便，可100%检出 2.5×10^{-5} 的血液稀释液，6.25×10^{-6} 的血液稀释不能检出。

（4）细菌计数法：通过实验室微生物培养方法检测细菌总数的含量，精准、直观地检测出器械表面细菌的残留量，直接反应微生物污染情况。细菌培养一般需花费 24~48h 知晓结果，只反映细菌污染水平，不能综合反映出有机物污染程度。

（5）双缩脲蛋白残留检测法：双缩脲法是基于蛋白质分子中的肽键，在碱性环境中，与 Cu^{2+} 发生络合反应，形成络合物，形成稳定的、紫色的复合物，通过颜色的深浅评估器械上蛋白质的残留量，颜色越深表明蛋白残留越严重，从而评估清洗的质量。

（6）ATP 生物荧光检测法：该检测技术是基于细胞分裂时会释放出三磷腺苷（ATP），荧光素在荧光素酶的参与下与ATP 反应，生成荧光素氧化产物发出荧光，荧光强度（RLU值）间接反映微生物或有机物的含量，RLU 值越高代表污染越严重。RLU 值的判定结果依据厂家的标准。

（7）电子显微镜：细菌生物膜的观察可借助普通扫描电子显微镜（SEM）。SEM 可对物体表面放大1 000 至 10 万倍进行观察，能拍出强立体感的照片，反映出物体表面的环境。普通扫描电子显微镜能观察器械表面细菌生物膜和缺陷情况，因此也可用来评价器械的清洗质量。

53. 眼科器械清洗后应如何干燥?

答:不建议使用自然干燥法进行干燥,首选干燥设备进行干燥处理,金属类干燥温度 70~90℃,塑料类干燥温度 65~75℃。不耐热器械、器具和物品可使用消毒的低纤维擦布进行干燥处理。带管腔器械内的水迹,可使用热风压力气枪进行吹干处理。不建议使用乙醇干燥,可能会使蛋白质凝固。

54. 眼科器械使用除锈和润滑剂的注意事项有哪些?

答:根据器械的锈蚀程度、分类,分批处理器械。除锈应尽早,但对保护层脱落、发黑的器械以及对酸性物质敏感的不能除锈,应选择报废器械。除锈时应根据锈蚀严重程度个性化的选择浸泡时间。眼科器械不建议使用润滑剂,以免残留引起眼部感染。

55. 清洗后的器械、物品常用消毒方法有哪些?

答:器械、物品常用消毒方法有物理消毒法和化学消毒法。物理消毒法一般采用湿热消毒,如煮沸法、机械热力消毒;化学消毒法有:酸性氧化电位水冲洗法、含氯消毒剂浸泡(不适用于器械)、75% 乙醇溶液浸泡或擦拭等。

56. 超声乳化手柄回收和清洗时需注意哪几点?

答:超声乳化手柄回收时需确保器械的数量和完整性,不遗漏扳手等配件。电缆线应该按照原先的回路妥善盘旋好,并对头端进行保护后再行转运。预防在储存运输过程中对连接器和手柄的损伤。超声乳化手柄带有电缆线因此不能完全浸泡于水中,与控制面板连接的手柄端口应盖好保护帽,注意防水。

57. 超声乳化手柄需要立即清洗吗?

答:需要。每次手术后,会有残留的组织碎片,如每次术后都未立即进行适当的清洗,残留的组织碎片和灌注液中的盐会聚集,堵塞手柄内的空腔,导致手柄的永久性损坏,影响手术进程,还可能诱发眼前节毒性反应综合征(TASS)。

58. 超声乳化手柄怎么清洗?

答:先从超声乳化手柄上取下注吸管,再从控制面板上取下连接器,并装上保护帽。使用柔软干净的无绒非研磨布擦拭手柄上的所有残余物,使用无菌去离子水冲洗手柄,去除抽吸中残留的晶状体皮质。若必要,使用软毛清洁刷清洗手柄外表面。将手柄前部浸入去离子水中,使用注射器拉或推不少于120mL的去离子水冲洗手柄的吸液管和注液管。使用柔软干净的无绒非研磨布擦干手柄和电缆线的外表面。最后目视检查以确保手柄清洁和干燥。

59. 超声乳化手柄清洗时可以用酶液或碱性清洗液浸泡吗?

答: 不建议浸泡。

（1）碱性清洗液对管件有腐蚀作用,特别是电缆线浸泡后,容易损坏。

（2）用酶液浸泡后,管腔内容易残留酶液,若清洗不彻底,容易导致 TASS 的发生。

60. 清洗后的超声乳化手柄如何干燥?

答: 采用压力气枪对管腔内进行干燥,手柄表面使用不脱层织物或海绵擦干,彻底干燥器械后方可进行灭菌。

附: 四个流程图

61. 去污区工作流程是如何设置的?

（以流程图表示）

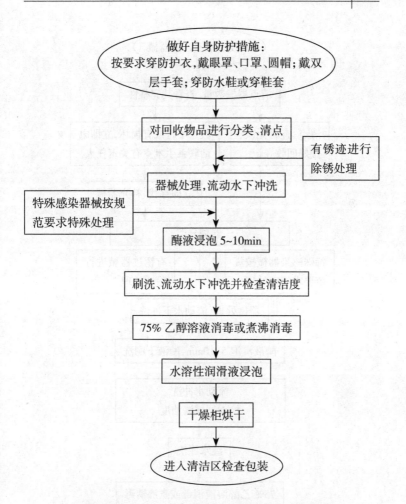

```
      做好自身防护措施：
  按要求穿防护衣，戴眼罩、口罩、圆帽；戴双
      层手套；穿防水鞋或穿鞋套
              ↓
     对回收物品进行分类、清点  ←  有锈迹进行
              ↓                    除锈处理
     器械处理，流动水下冲洗
   特殊感染器械按规
   范要求特殊处理   →
              ↓
     酶液浸泡 5~10min
              ↓
   刷洗、流动水下冲洗并检查清洁度
              ↓
     75% 乙醇溶液消毒或煮沸消毒
              ↓
     水溶性润滑液浸泡
              ↓
     干燥柜烘干
              ↓
     进入清洁区检查包装
```

62. 显微器械手工清洗流程是如何设置的?

（以流程图表示）

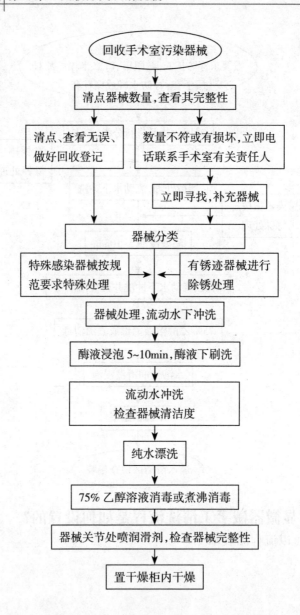

63. 硅油附着的眼科器械应如何清洗?

（以流程图表示）

答:（1）现场处置　清洗被硅油附着的眼科手术器械需从手术间开始处置。在手术过程中,操作者应将接触过硅油的手术器械单独放置,以避免污染其他器械。手术结束后,先使用蒸馏水湿纱布拭去手术器械表面残留的硅油及其他可见污染物,仔细核对手术器械数量,尖锐手术器械应加用保护套,并单独放置。

（2）转运　转运被硅油附着的手术器械建议采取封闭式回收。手术结束时,手术器械应置于专用转运箱中,做好标识,并及时将手术器械转运至消毒供应中心进行处理。转运过程中,应根据转运时间长短采用湿纱布覆盖或浸泡保湿,精密器械要做好保护措施。交接时要检查手术器械完整性及功能。转运箱使用后应及时清洗、消毒、干燥备用。

（3）预处理　建议配置专用的硅油附着器械清洗盒,在处理硅油附着手术器械时,需增加预处理环节,并与其他器械分开处置。

预处理方法:将器械拆卸至最小单位,首先使用含95%乙醇纱布擦拭手术器械的各侧面3遍,以去除肉眼可见的硅油,再用自来水冲洗器械30s,将手术器械放入水温35~45℃的器械预处理剂中浸泡3min,预处理剂现配现用,每次使用后需更换预处理液。

（4）常规清洗器械表面附着的硅油初步去除后,再按器械的常规清洗步骤进行清洗。

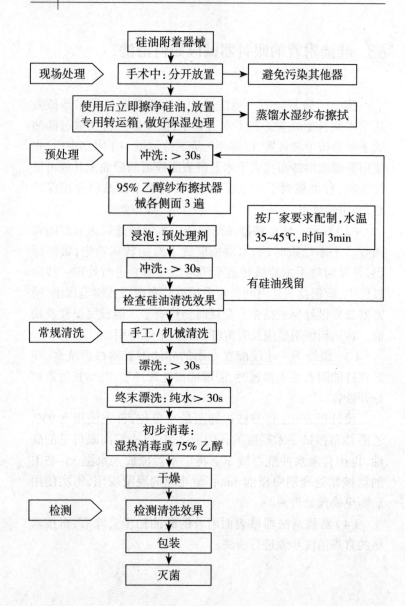

硅油附着器械

现场处理 → 手术中:分开放置 → 避免污染其他器

使用后立即擦净硅油,放置专用转运箱,做好保湿处理 → 蒸馏水湿纱布擦拭

预处理 → 冲洗:> 30s

95% 乙醇纱布擦拭器械各侧面 3 遍

浸泡:预处理剂 —— 按厂家要求配制,水温35~45℃,时间 3min

冲洗:> 30s

检查硅油清洗效果 —— 有硅油残留

常规清洗 → 手工 / 机械清洗

漂洗:> 30s

终末漂洗:纯水 > 30s

初步消毒:湿热消毒或 75% 乙醇

干燥

检测 → 检测清洗效果

包装

灭菌

64. 超声乳化手柄类器械手工清洗流程 如何设置?

（以流程图表示，二维码 03 ）。

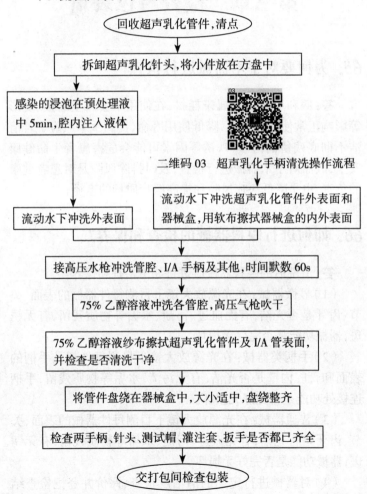

二维码 03　超声乳化手柄清洗操作流程

第三章 检查与包装篇

65. 为何要对手术器械进行检查?

答:眼科手术器械属于耗材,在使用中会产生磨损、变形等影响正常使用的情况,降低使用寿命,提高手术风险。若清洁不彻底残留的污渍、铁锈等因素可能会危害患者生命健康安全,故而对手术器械进行检查,及时排除风险是对患者健康的负责,也是降低医疗风险和提高医疗质量的途径。

66. 如何进行眼科器械的检查和保养?

答:清洗后的眼科器械应进行如下检查和保养:

(1)显微器械:在光源放大镜下目测每件器械的表面、关节、齿牙是否光洁,有无血迹、污渍、水垢等物质残留,有无锈斑,器械功能是否完好无损坏。

(2)手柄类器械:在光源放大镜下目测每件超乳手柄的表面和管腔内壁是否光洁,有无污渍、水垢等物质残留,手柄连接处功能是否完好无损坏。

(3)普通器械:在光源放大镜下目测每件器械的表面、关节、齿牙是否光洁,有无血迹、污渍、水垢等物质残留,有无锈斑,器械功能是否完好无损坏。

(4)对器械进行定期的清洁度检查、评价并登记检查结果,检查方法包括目测法和清洗测试物检查,如残留蛋白质、血红蛋白测试等。

(5)普通器械可采用水溶性润滑剂进行保养,清洗质量不合格的器械应重新处理,如有锈迹应及时除锈,如有损坏或者锈蚀严重,应及时维护或报废。

67. 如何用目测法检查眼科显微器械的清洁度?

答:目测法检查眼科显微器械清洁度时常用标准如下:

(1)眼科显微器械经过清洗后,外观应光洁如新,无任何残留物,无血渍,无水垢,达到此标准的器械方可进入消毒灭菌程序。

(2)眼科显微器械表面,包括关节和咬齿等处,不应有腐蚀斑点,如果出现黑色腐蚀斑点,器械应予以报废。

(3)眼科显微器械不应有任何锈迹,有锈迹应除锈,对于一些难以处理的锈迹,可以用白纱布蘸少量75%乙醇溶液擦拭,如果白纱布擦拭没有被锈迹污染,即视为合格。相反,此器械应该重新清洗或予以报废。

68. 如何检查眼科显微器械的功能完整性?

答:检查眼科显微器械的关节和咬合面是否灵活、咬合是否完整、松紧是否合适、对合是否整齐、尖端闭合是否紧密、钩端是否有变形、扭曲或缺失、边缘是否圆润无磨损。

69. 如何检查眼科手柄类器械的功能完整性?

答:(1)检查眼科手柄器械及其附件的外观是否完整,附件（比如扳手、套帽等）的数量是否正确，手柄的电源线是否有裂痕、破损和老化现象，并应注意进行绝缘性能检查。

（2）可通过绝缘检测仪预设的探测器探头输出稳定的直流电，当探头在器械绝缘涂层表面移动时，如果绝缘涂层有小孔、裂缝或破损点，会触发绝缘检测仪感应系统，发出发光报警，表明该涂层绝缘性受到破坏，需进行维修。

（3）如发现问题，应及时咨询手柄公司的工程师和参照说明书进行维修、保养或更新。

70. 如何检测鼻内镜手术相关器械的功能完整性？

答:（1）在检查包装的环节中应先查看器械的数量，并确认管腔器械空腔内是否还有残留物，是否已干燥，，轴结是否灵活，有无松动或螺丝损坏及缺失，已保证手术需求。

（2）所有的鼻内镜器械还应在光源放大镜下查看器械头端有无异物残留和头端损坏。

（3）鼻内镜器械的剪和钳应根据器械的特性和说明书来确定高温或者低温的灭菌类型，以更好地维护和保养器械。如尖锐器械的头端，应套上保护套，避免刀刃和锐利部位损坏。

（4）动力手柄包装时需轻拿轻放，包装前需检查管腔内是否干燥，关节处不可强行拔出，小部件不能丢失，电缆线应根据原有弧度盘绕在器械盒中，不能折叠。

（5）查看鼻内镜镜头时，应将镜头对着光源，查看镜面的清晰度，边缘是否完整、镜面有无划痕，如发现问题，及时通知手术室护士并做好登记。

7/. 如何检测眼科剪锐利度?

答:检查眼科剪时需检查刀刃的锐利性,剪刀应锋利,不可有钝口、卷口、缺口及裂开现象,闭合时两侧刀刃闭合紧密、关节松紧合适不应自动弹开,检查螺钉有无松脱,特殊情况可参考产品说明书。剪刀的头端应用硅胶保护套保护,以免戳破外包装。

72. 手术器械包装的目的是什么?

答:(1)合理包装手术器械能屏蔽细菌,防止器械物品灭菌后的再污染。

(2)有利于空气的排出和灭菌因子的穿透。

(3)便于无菌物品的储存。

(4)保证无菌器械的运输安全和方便无菌物品的使用。

73. 眼科器械包装时需准备哪些设备、设施和 物品?

答:为使包装后的眼科器械功能正常,保证灭菌后的物品质量合格,包装物品时应配有以下设备和物品:

(1)配有辅助照明装置和光源放大镜的检查台。

(2)器械和敷料包装台,器械和敷料存放柜。

(3)各类包装材料。

(4)包装材料的切割机和封口机。

(5)清洁物品装载车。

（6）包外化学指示胶带和包内化学指示卡。

（7）物品标签、电脑和打印机。

（8）耐高温的器械保护套。

74. 待灭菌眼科器械的包装方式有哪些?

答:待灭菌眼科器械的包装方式有 2 种:

（1）闭合式包装:成套的显微器械使用无纺布闭合式包装,普通器械使用棉布闭合式包装。

（2）密封式包装:单把器械使用纸塑复合袋密封式包装。

75. 各种类型灭菌包装材料有哪些不同?

答:(1)纯棉包布有利于灭菌剂的穿透和排出,物理耐受能力也较强,但细菌屏障作用差,灭菌后的最大保存期仅 14 天(潮湿地区为 7 天),而且,棉布上有较多的棉尘,可对所包装器材的表面构成尘埃污染。纯棉包布在重复使用过程中,清洗不彻底或反复使用后穿孔、菲薄等会直接影响无菌物品阻菌效果。

（2）纸塑包装袋的细菌屏障效果可靠,灭菌后的保存期在 90~180 天,具有易灭菌、易排出灭菌残留和几乎无污染等优点,但抗刺、抗撕、抗湿等性能较差,包内器材也不易固定,锐利器械需先用其他材料保护或包装后才能用纸塑包装袋完成最后包装,大件而又重的器械不建议采用纸塑袋包装。

（3）医用包装纸的特点类似于纸塑包装袋,但灭菌后的保存期在我国还没有统一规范,通常为 30 天左右。医用包装纸韧性不够,容易破坏,且包装方法、松紧度不正确均可导致无菌屏障破坏,造成污染。

（4）闭合式硬质包装容器有较强的物理耐受能力,不容易污染。因此,灭菌后保存期一般为180天,最长的可达1年。但灭菌剂的穿透和排出主要通过筛孔进行,容器上的筛孔和盖子的密封性相对差,灭菌后需要人工关闭,且压力蒸汽灭菌后可能会造成局部湿包现象,容易污染,故使用硬质容器应严格遵守说明书要求。

（5）新型材料:是目前国内外开始流行的一种新型医用复合纺织包装材料,但还未得到推广,此种材料价格昂贵,使用次数有一定限制,一条包布大概可以耐受洗涤、灭菌等一个循环90余次,到使用次数后建议报废,该材料的优点是:不会有棉絮掉落,对手术室、供应中心的空气和器械表面不存在棉絮污染的情况,在经济条件允许的情况下可以考虑使用。

76. 眼科器械一般选用哪些包装材料?

答:普通器械和敷料可选用棉布、无纺布或新型材料包装,成套的显微器械可选用无纺布、闭合式硬质容器或新型材料包装,单把的显微器械一般使用纸塑包装。

77. 纺织品作为眼科器械包装材料应符合哪些要求?

答:纺织品作为眼科器械包装材料应符合以下要求:

（1）应选择纯棉且不会散落棉絮的材料,包布除四边外不应有缝线,不应缝补,初次使用前应高温洗涤,脱脂去浆,去色。

（2）棉布包装应不少于两层,最好有使用次数的记录,超过一定次数需要报废。

78. 眼科器械使用医用纸质或医用无纺布包装材料有何质量要求?

答: 医用纸质包装材料首先应符合 GB/T19633-2005《最终灭菌医疗器械的包装》的相关要求,满足开包使用前的无菌性与完整性以及较强的耐戳破性要求,结合自身消毒条件,选用适当材料满足临床打包和储存的要求。

医用无纺布包装材料应为纺织纤维或无纺纤维组成联结的网织品,不包括矿物质纤维。其微生物屏障性、抗水性、与人体组织的相容性、透气性、抗盐水性、表面吸收度、毒理学试验、最大等效孔径、悬挂度、拉伸强度和耐破度等应符合国家有关规定,且专用于医疗用途,应一次性使用。无纺布的质量最关键的是微生物屏障性能是否合格。在阻菌性能和拉伸强度保证的前提下,应选择透气性能好的无纺布,可减少湿包的发生,应注意无纺布不是越厚越好。

79. 包装材料在使用前应如何处理?

答: 包装材料在使用前,应置于室温 20~23℃,相对湿度 30%~60% 的环境中至少 2h,以达到温度和湿度的平衡,利于灭菌时灭菌因子的穿透,减少灭菌不合格的发生。

80. 不同医用包装材料的眼科器械和物品,有效期分别是多长时间?

答: 当环境温度低于24℃、相对湿度低于70%时,使用不同包装材料包装的物品有效期分别为:

(1)使用棉布材料包装的无菌物品有效期为7天。

(2)使用一次性医用皱纹纸、医用无纺布包装的无菌物品,有效期为6个月。

(3)使用一次性纸塑袋包装的无菌物品,有效期为6个月。

(4)使用硬质容器包装的无菌物品,有效期为6个月。

81. 眼科普通器械和敷料包封包的注意事项有哪些?

答: 使用棉布包装后建议使用指示胶带封包,不但可以使包装闭合,而且可以通过胶带的颜色变化提供可见的外部灭菌指示。封包胶带的长度应与灭菌包体积、重量相适宜,松紧适度,常用两条平行、井字形或十字形的封包方式,以确保封包严密,保持闭合完好性。

82. 眼科精密器械、锐利器械包装时的注意事项有哪些?

答: (1)为方便临床使用,可根据手术需要将各种不同的器械整合成一个包,比如白内障显微器械包、青光眼显微器械包、玻切显微器械包等。

（2）为避免搬运过程中器械功能受损或其锐利处损坏灭菌屏障,宜为每个器械包单独配置一个保护盒或保护筐,内置硅胶垫,将各种器械按照需要逐个摆放并固定。

（3）器械的尖锐部分应使用保护套。

（4）合理选择保护器械的盒子或篮筐的材质,使灭菌介质得以穿透。

83. 器械灭菌包外标识内容有哪些? 有何要求?

答: 灭菌包外标识是指除了在灭菌包外贴有化学指示胶带外,还应标注物品的名称、打包人姓名、核对人姓名、灭菌日期、失效日期、所属科室等内容,并有可追溯的条码,能对无菌物品进行可追溯管理。

包外标识的选择:应对包装材料和系统与所用灭菌过程的适应性无影响,其黏性应能耐高温、高压,不会因灭菌过程导致难以辨认;因个别印刷材料上的墨迹会向医疗器械迁移或与包装材料发生反应从而会污染包装材料或器械,故这类印刷材料不可使用。

包外标识的粘贴方法:可将标识直接贴于包装材料上,对于纸塑袋,标识需贴在塑面。不宜用笔在纸面做标记,否则可能会破坏包装材料,墨水渗入包内,存在污染物品的危险。

84. 眼科器械包内如何放置化学指示物?

答: 按照规范要求,高度危险性物品应放置包内化学指示物。选择指示卡规格大小应与眼科显微器械盒大小相适应，放置时与器械分开。显微器械盒内需放置硅胶垫，起到固定器械的作用，同时也可以起到将器械与指示卡分开放置的作用。眼科手术使用的普通器械包内指示卡需放置在显眼的位置，便于检查和对比。眼科手术使用的敷料包如果体积较大，一个包内可放置两张指示卡，一张放在最上层便于查检的位置，一张放在包布中间灭菌介质最难达到的位置。

85. 如何防止眼科显微器械包湿包现象？

答：眼科显微器械盒因体积小、外包布使用无纺布打包等原因，出锅时容易发生湿包现象，为防止和减少湿包现象可参考以下操作：

（1）打包前可在显微器械盒内的硅胶垫下方放置一张干净纸板，起到吸水作用。

（2）使用无纺布打包前可先在显微器械盒外包一层吸水巾，再进行无纺布的双层包装。

（3）选用质量有保障的脉动真空高压蒸汽灭菌锅灭菌，灭菌时注意干燥阶段的时间设置，必要时咨询灭菌锅工程师，调整干燥时间。

（4）灭菌锅定时进行维护和保养，有问题及时反馈，进行整改。

（5）器械包出锅后自然冷却 30min 再行发放。

（6）接到湿包反馈后立即查找原因，及时整改，继续观察。

86. 器械检查和包装的流程如何设置?

（以流程图表示）

物品分类包装

检查器械功能是否良好,按包装所需配齐器械,二人核对,内放灭菌指示卡,外贴化学指示胶和追溯标签。追溯标签上标明包的名称、科室、有效日期及责任人姓名。

打包原则:棉布和无纺布包里松外紧,松紧合适;包的两个侧边用包装胶带固定。

器械包重量不超过7kg,敷料包不超过5kg,包装外形不超过 30cm×30cm×50cm。

盘、盒、器皿类物品应单件包装,带筛孔容器包装时应打开侧孔,以利于高压蒸汽灭菌。

纸塑袋包装物品时,应根据所需包装物品的大小,选择不同的包装袋。尖锐物品应套保护套,以免戳穿包装袋。严密封口,注明名称、科室、包装者、灭菌日期,有效日期。

包布使用原则:包布不能有破损,不得缝补后使用,必须一用一清洁一消毒。

消毒员检查包装质量,扫入物品包条码。

按规定正确装载、灭菌。

第四章 灭 菌 篇

87. 无菌室的环境要求有哪些?

答: 无菌区又称无菌物品存放区。灭菌后的物品在正常情况下已属无菌,即从灭菌锅取出时包装完整、包布干燥、含水量不超过 3%、化学指示剂变色均匀等都符合标准要求。取出的无菌物品须由专用清洁推车运送至无菌区。

无菌区洁净度的要求较高,应形成封闭式终端,限制无关人员接近,减少进出,室内空气每天按规定消毒。有条件的医院,可安装空气净化装置,并与其他区域保持正压状态。

非无菌物品一律严禁进入,外购的一次性使用无菌物品,必须先去掉外包装后方可进入无菌区。

进入无菌区人员应洗手、更衣、换鞋、戴帽子,接触无菌物品前先消毒双手,以保证无菌物品的洁净度。

无菌物品应摆放在距地面高于 20cm、距天花板大于 50cm、距墙壁大于 5cm 的无菌存放架上。无菌物品应分类放置,按灭菌先后排列,在无菌有效期内按计划发放。室内相对湿度应控制在 35%~50% 之间,南方潮湿地区可使用除湿机,并保持良好的照明系统。放置无菌物品的金属架子和柜子应定期擦拭消毒,每天至少 1 次湿式清扫台面和地面,每周 1 次擦拭天花板、空调通风口的过滤网等。

为了保证无菌区的环境质量,还应建立定期监测制度,监

测内容主要有以下卫生学要求:

（1）空气细菌数不得超过 200cfu/m^3。

（2）物体表面细菌数不得超过 5cfu/m^3。

（3）工作人员手的细菌数不得超过 5cfu/m^3。

（4）灭菌后的物品及一次性医疗器具,不得检出任何种类微生物及热原。

88. 常见的灭菌方法有哪些?

答: 常见的灭菌方法分为热力灭菌和低温灭菌。

（1）热力灭菌为物理灭菌方法,是利用物理因子如高温蒸汽、辐射热或传导热等作为灭菌介质,利用高温使菌体蛋白质变性或凝固,酶失去活性,代谢发生障碍,致细菌死亡。热力灭菌法分为湿热灭菌法和干热灭菌法。金属、纺织品、橡胶、玻璃等耐湿、耐热的医疗器械、器具和物品主要依靠湿热灭菌法处理,油、膏、粉剂类应采用干热灭菌方法处理。常用设备包括压力蒸汽灭菌锅和干热灭菌器等,热力灭菌方便、效果好、无毒,是目前医院消毒供应中心主要使用的灭菌方法。

（2）低温灭菌是利用化学灭菌剂杀灭病原微生物的方法,由于化学药剂所需灭菌处理温度较低,通常称为低温灭菌或化学灭菌法。低温灭菌使用的化学消毒剂能够杀灭所有微生物,达到灭菌水平,这类化学剂称为灭菌剂,如甲醛、过氧乙酸、戊二醛、环氧乙烷等。低温灭菌用于不能耐高温、湿热材质类的器械、器具和物品的灭菌。主要使用的设备包括低温环氧乙烷灭菌器、过氧化氢等离子灭菌器、低温甲醛灭菌器等。

89. 眼科器械可采用的灭菌方法有哪些? 如何选择?

答：眼科器械可采用的灭菌方法有湿热灭菌法和低温灭菌法。

（1）湿热灭菌法适用于处理眼科普通器械、显微器械和敷料。主要选择脉动真空高压蒸汽灭菌器，还可以购买小型灭菌器处理显微器械和部分小件器械，便于器械的周转和使用。

（2）低温灭菌法适用于处理不耐高温的眼科器械和物品。眼科常用的低温灭菌器有环氧乙烷灭菌器、等离子灭菌器和低温甲醛灭菌器，具体应参照物品和器械说明书选择正确的低温灭菌方式。

90. 何谓 A_0 值?

答：A_0 值是评价湿热消毒效果的指标，是指当以 Z 值表示的微生物杀灭效果为 10k 时，温度相当于 80℃的时间（s）。

91. 湿热消毒器械和物品如何选择温度和时间?

答：消毒后直接使用的诊疗器械、器具和物品，湿热温度应（≥ 90℃，时间 ≥ 5min），或（A_0 值 ≥ 3 000）；消毒后继续灭菌处理的，其湿热温度应（≥ 90℃，时间 ≥ 1min，或 A_0 值 ≥ 600）。

湿热消毒的时间、温度一览表

温度	消毒时间	温度	消毒时间
90℃	≥ 1min	75℃	≥ 30min
80℃	≥ 10min	70℃	≥ 100min

92. 如何评价消毒质量?

答: 化学消毒应根据消毒剂的种类特点,定期监测消毒剂的浓度、消毒时间和消毒时的温度,并记录,结果应符合该消毒剂的规定。

消毒后直接使用的物品应每季度进行监测,监测方法及监测结果符合《医院消毒卫生标准 GB 15982》的要求。每次检测 3~5 件有代表性的物品。

93. "卡式灭菌锅"能不能用于眼科器械的灭菌,灭菌时应注意什么?

答: "卡式灭菌锅"是指使用电加热产生的饱和蒸汽作为灭菌介质,灭菌室为卡匣式结构、容积小于 10L 且灭菌后可整体取出卡匣的灭菌器。"卡式灭菌锅"主要用于裸落实体器械的灭菌,可作为应急器械灭菌处理,不能作为常规眼科器械的灭菌方法,特别是管腔类器械不建议使用。

灭菌前应注意检查灭菌器是否完好,不应有明显的偏斜、凹陷、划伤等缺陷,控制和调节机构应灵活可靠,紧固件应无松动。灭菌器面板上的文字、各种显示和指示标记应清晰易认,各种按键、开关应操作灵活可靠。灭菌器应有水平显示装置并能调节角度,便于灭菌器内的冷凝水排出。检查灭菌卡匣的密封圈是否完好、清洁,密封性能是否良好。

灭菌时应注意观察灭菌锅的灭菌压力、温度和时间,如有异常,必须停止使用,通知工程师进行维修和保养。灭菌锅需要定期进行检测和维护,每周进行生物监测,每锅进行化学监测,合格后方可使用。

94. 眼科器械灭菌装载有哪些要求?

答: 物品装载前需认真检查包装是否符合灭菌要求。灭菌物品体积应 ≤ 30cm × 30cm × 50cm,金属包重量应 ≤ 7kg,敷料包重量应 ≤ 5kg。外包装清洁,无破损、无水渍和潮湿,物品包装不宜过松或过紧。检查包外标识字迹清楚,标识内容齐全,包外化学指示胶带应张贴在便于观察其颜色变化的位置,并能有效封口。在装锅前应检查灭菌器密封圈和与之衔接的密封凹槽内有无污垢和积尘,每日操作前应清洁灭菌器舱体排气口的过滤网。

灭菌物品的装载必须有利于灭菌介质的穿透和空气的排出,防止冷凝水积聚,确保灭菌效果。大型灭菌锅装载物品时需不碰壁,摆放有序,分篮筐放置,敷料包放置在上层,器械包放置在下层,小型灭菌锅装载时不堆叠、不碰壁,纸塑类的物品按顺序摆放,不可随意堆放。

95. 超乳手柄采取怎样的灭菌方式? 要注意什么?

答: 白内障超乳手柄首选高温高压蒸汽灭菌的方式进行灭菌处理。每次灭菌过程中所有灭菌阶段的关键参数都应该被记录,包括灭菌温度、时间和压力等,在每个灭菌循环结束后,处理过程中的参数都应录入可追溯系统。每个灭菌包外使用灭菌剂指示物作为灭菌过程的监测,每个灭菌包内应至少放置一个灭菌指示物,通过观察其颜色变化,判断其是否达到灭菌合格要求。压力蒸汽灭菌锅生物监测应每周 1 次,监测结果应按照

WS 310-2016《医院消毒供应中心》规范的要求做好记录和保存。在条件许可的情况下,卸载后的手柄应及时送手术室存放,存放环境符合规范要求,保持室内和存放架清洁,存放记录有追溯。

96. 灭菌卸载应注意哪些要求?

答:灭菌结束后,打开灭菌器舱门,消毒员手消毒后戴防烫手套,从锅内移出物品,待温度降至室温方可移动,冷却30min,检查包外指示胶带是否变色,按照各个科室分类、核对数量,查看各项监测结果、灭菌包完整性、有无湿包现象,合格后方可发放。

97. B-D 监测的意义有哪些?

答:B-D 监测专用于预真空(包括脉冲)压力蒸汽灭菌器对空气排除效果的检测。冷空气是造成预真空(包括脉冲)压力蒸汽灭菌锅灭菌失败的主要因素之一。冷空气的存在会形成蒸汽空气混合体,产生分压,降低蒸汽的压力,不利于柜室在原定压力下达到应有的温度,会阻隔蒸汽接触物品,不利于热的穿透,会减少柜室气体中的水分,不利于微生物的杀灭。B-D 监测可以有效地监测冷空气的排出情况,为灭菌锅的可靠性提供化学监测的依据。

98. B-D 监测的注意事项有哪些?

答:B-D 监测应注意以下几点:

(1)B-D 监测的结果只说明预真空灭菌锅排除冷空气的效果,而不能说明灭菌是否合格。

（2）B-D监测不合格通常意味着灭菌器发生了故障，或者操作出现了问题，必须找出失败原因，直至B-D监测合格为止。

（3）B-D监测与其他化学指示剂不同，不能表示灭菌时灭菌参数是否达标。

（4）B-D监测只适用于预真空（包括脉冲）压力蒸汽灭菌器，不适用于下排气压力蒸汽灭菌器。

（5）B-D监测必须空锅进行，做之前先预热灭菌锅，测试包应放在排气孔上方，但不能阻塞排气孔。

（6）B-D监测按规定在134℃条件下作用3.5min，最长不超过4min，任意延长作用时间，会使原来出现的变色不均匀变为均匀，从而有可能掩盖存在冷空气气团的真相。

（7）必须选择符合质量要求的B-D测试纸，购买合格的B-D测试包。

（8）阅读B-D测试结果的方法是：测试纸变色呈均匀一致，表示B-D测试通过；测试纸变色不均匀，表示B-D测试未通过。

99. 小型压力蒸汽灭菌器需要做B-D实验吗？

答： GB/T30690-2014《小型压力蒸汽灭菌器灭菌效果监测方法和评价要求》对小型压力蒸汽灭菌器的B-D试验有了明确规定：小型压力蒸汽灭菌器一般不必进行B-D试验（图10，见文末彩插）。

主要有以下两个原因：第一是由小型灭菌器的设计来决定的。小型灭菌器分三类：下排气式压力蒸汽灭菌器、正压脉动排气式压力蒸汽灭菌器和预真空压力蒸汽灭菌器。前两种灭菌器空气排除时都是正压，无法使用B-D测试；只有预真空小型灭菌器用到了机械抽真空，存在理论上使用B-D测试检查真空度的需求。第二是由现有的 B-D 测试包设计决定的。标准的 B-D 测试包是 1963 年由两位苏格兰微生物学家 J. H. Bowei 和 J. Dick 设计的,对象是大型灭菌器。大型灭菌器容积数倍或数十倍于小型灭菌器,比方说对于 $1.2m^3$ 的大型灭菌器,B-D 测试捕捉到漏入的 20mL 冷空气,精度是 1/60 000,而要在区区 60L 的小型灭菌器达到同样的精度,这种 B-D 测试包需要有能力捕捉到只有 1mL 的冷空气,进行 B-D 实验的技术难度和操作难度都不能满足常规监测需要。

100. 小型压力蒸汽灭菌器做生物监测时为什么需要满载?

答: 小型灭菌器是自发蒸汽,水蒸气不足是最大的挑战,特别是待灭菌物品有较多吸湿性材料的时候,更容易出现水蒸气不足影响灭菌结果的情况。因此小型灭菌器做生物监测时,需要在满载的情况下进行。

101. 高压蒸汽灭菌锅有哪几种监测方法及其意义?

答:(1)高压蒸汽灭菌锅的监测方法包含物理监测、化学监测和生物监测。

(2)物理监测指设备运行时记录仪所记录的信息及各项参数,是灭菌进行中运行质量监测的方法之一。

(3)化学监测包含放在包内的化学指示卡、包外的化学指示贴、B-D 监测、PCD 挑战包等,B-D 监测每日空锅进行,PCD 挑战包每锅次都需要。

(4)生物监测指嗜热脂肪杆菌芽孢制成的生物监测包,

灭菌锅每周需进行生物监测。

（5）意义：物理监测主要监测设备运行过程中各参数是否符合要求，如果有偏离也是属于灭菌失败。包内化学指示卡变成黑色说明该器械包符合灭菌要求，包外化学指示贴变成黑色说明该器械包已经过高温高压灭菌处理，PCD挑战包作为该锅次非植入性器械灭菌发放的依据，挑战包符合要求说明灭菌成功，锅内灭菌包可发放，反之则为失败，需重新灭菌处理。生物监测是器械灭菌成功的"金标准"，监测频次一般每周一次，如果有外来器械和植入物则每锅次都需要监测，且需等监测结果合格放可发放。

102. 几种灭菌方法在生物监测时使用的菌种是否一致？

答：否。压力蒸汽灭菌生物监测应选用嗜热脂肪杆菌芽孢；过氧化氢低温等离子灭菌生物监测应选用嗜热脂肪杆菌芽孢；环氧乙烷灭菌生物监测应选用枯草杆菌黑色变色芽孢；低温甲醛生物监测应选用嗜热脂肪杆菌。

103. 几种灭菌方法生物监测的频率是否一致？

答：眼科消毒供应中心常见的灭菌方法有：高压蒸汽灭菌法、环氧乙烷灭菌法、低温等离子灭菌法和低温甲醛灭菌法。这四种灭菌方法的生物监测频率是不一致的。高压蒸汽灭菌法每锅次要放置PCD挑战包，每周至少要进行1次生物监测，如果有外来器械和植入物，则对应的灭菌锅次要进行生物监测，监测合格方可发放；环氧乙烷灭菌则每锅次都要进行生物监测，监测合格方可发放;低温等离子灭菌法也是每锅次都要进行生物监测,监测合格方可发放;低温甲醛灭菌法每周进行1次生物监测即可。

104. 生物监测不合格时应如何操作?

答:(1)无菌物品生物监测培养如果阳性,则最后一次生物监测培养阴性后未使用的所有无菌物品需全部召回,并且通知相关使用部门。

(2)书面报告相关管理部门,说明召回原因。

(3)检查灭菌过程的各个环节,查找灭菌失败的可能原因,并在采取相应的改进措施后重新进行生物监测,合格后该灭菌器方可正常使用。

(4)相关管理部门应通知相关使用部门,对该期间已经使用的无菌物品的患者进行密切观察。

(5)应对该事件的处理情况总结并汇报相关管理部门。

105. 影响压力蒸汽灭菌质量的因素有哪些?

答:(1)影响灭菌质量要素的三个主要因素是灭菌温度、压力、时间,这也是评价灭菌条件和质量的量化指标,而蒸汽质量是影响灭菌温度、压力的重要指标。

(2)灭菌使用的蒸汽质量应为饱和蒸汽,在不同的压力下水加热到沸腾时的温度是不同的。

(3)饱和蒸汽温度和压力数值是基本对应并保持恒定的关系。灭菌温度是灭菌质量的要素之一,灭菌是利用蒸汽中的热能即"温度"进行灭菌,在灭菌过程中应避免出现蒸汽温度过高过热的现象。

（4）蒸汽中的热能称为"潜伏热"，是杀菌最根本的条件。当蒸汽遇到被灭菌物品的冷表面时，蒸汽立即冷却凝结成水珠，在汽与水之间的还原转变时释放出储存在蒸汽中的潜伏热，从而促使物品快速升温，最终达到灭菌温度。蒸汽的温度越高，所潜伏的热源相应增大，从而达到灭菌作用。

（5）蒸汽质量是灭菌成功的关键因素之一，影响蒸汽质量的因素主要是产生蒸汽汽源用水的水质，一般至少应使用经过软化的处理水，灭菌器的自发蒸汽应使用纯化水，减少蒸汽中不可冷凝气体的含量，有利于发挥潜伏热的效能。

（6）影响蒸汽质量因素还包括蒸汽汽源压力不足，设备管线或部件问题，如蒸汽管线过长又未合理的设疏水器，蒸汽管道没有设保温层，设备操作不当，管道中留存的冷凝水没有彻底排尽，造成蒸汽中水分增加而影响蒸汽质量。

（7）蒸汽质量问题可以反映在温度、压力上，因此，在灭菌设备运行中，操作人员应注意观察温度、压力数值变化，以便及时发现问题。

106. 眼科器械使用 **EO** 灭菌时应注意什么?

答:（1）EO 灭菌适用于不耐热，不耐温的诊疗器械、器具和物品的灭菌，如电子仪器，光学仪器，塑料制品等诊疗用品以及厂家特别说明只适合 EO 灭菌的器械，不适用于食品、液体、油脂、滑石粉等。

（2）眼科器械精密昂贵，EO 灭菌方法是一个很好的选择。灭菌前器械、物品清洗质量必须达到要求，表面需彻底干燥，不得留有水迹，否则将影响灭菌效果。灭菌装载时注意灭菌包间留有空隙，物品摆放符合装卸原则，纸塑包装袋应竖放,纸面或塑面朝向一致。

（3）应特别关注 EO 灭菌时的工艺监测、化学监测和生物监测,生物监测结果合格后才可发放。

107. 眼科器械使用低温蒸汽甲醛灭菌时应注意什么?

答:（1）低温甲醛灭菌器的灭菌温度分为 60℃ 和 78℃,应根据眼科器械的材质选择合适的温度进行灭菌,在保证灭菌合格的同时延长器械的使用寿命。

（2）物品装载时注意数量不宜过多,装载量体积 ≤ 75%,总量 ≤ 7kg,位置摆放应有利于冷凝水的排出,避免产生湿包,每个物品之间留有一定的空间,有利于灭菌介质的进入,从而达到最佳的灭菌效果。

（3）物品的包装和装载要遵循消毒技术规范的行业标准。

（4）关注低温甲醛灭菌的工艺监测、化学监测和生物监测结果,若有任一结果不合格均不可使用。

（5）如在特殊情况下发生甲醛气体泄漏情况,操作人员需在第一时间内进行通风处理,并立即离开现场,联系专业工程师到现场进行处理。

108. 低温蒸汽甲醛灭菌器包装材料有哪些要求?

答:（1）目前国内没有明确说明低温甲醛灭菌器所使用无纺布材料的标准,原则上可以使用任何类型的包装材料。

（2）根据使用经验首选皱纹纸、复合型包装纸和纸塑袋等,由于国产纸塑袋质量参差不齐,可先多家试用后进行选择,或直接选用进口品牌。

（3）可使用硬质容器。

（4）不同的包装材料会影响整个灭菌程序的运行时间和低温甲醛灭菌液的消耗量。

109. 低温蒸汽甲醛灭菌器灭菌时需做生物监测吗？监测频率是多久？

答: 低温甲醛灭菌需要定期做生物监测,监测频率一般为每周1次。

110. 灭菌锅新安装、移位、大修的监测应如何安排？

答:（1）灭菌设备新装机、移机、大型维修后需进行灭菌设备的效能检测,主要包括物理监测、生物监测,若为预真空或脉动真空灭菌器还需进行 B-D 测试。

（2）检测步骤:在空锅状态下,连续进行 3 次 B-D 测试和 3 次生物监测,结果合格后方可投入使用。

（3）连续测试时,注意柜架需冷却后方可再次进行。

（4）若出现监测结果不合格,则该次灭菌设备效能检测不通过,应分析原因,进行整改,并重新测试。

（5）所有监测记录,包括物理参数、生物监测结果均要记录保存。

第五章 医院感染相关知识

111. 何谓眼前节毒性反应综合征?

答:眼前节毒性反应综合征(TASS)是指非感染性急性眼前节炎性反应,是由进入前房的非感染性因素导致的术后无菌性炎症,包括手术器械和手术耗材等造成的眼组织损害。TASS 属于特殊类型的术后炎症,具有典型的临床特征,并可以引起严重的继发性反应。

112. 如何做好预防 TASS 的发生?

答:TASS 的发生与多种进入眼前房的毒性物质有关,包括眼内注射液、处理器械使用的清洗剂和消毒剂、器械表面的金属离子残留、黏弹剂、细菌内毒素等。TASS 的预防和手术室、供应中心、药剂科等好多个科室相关,对眼科手术器械应建立规范的清洗、消毒、灭菌操作流程,定期培训,并做好清洗监测工作,保证清洗质量。

113. 临床科室应如何处理使用后的器械?

答:应将医疗器械与普通医用垃圾分开放置,使用后的专科小手术器械、锐器及贵重器械应马上进行擦拭或冲洗,减少血液在物体表面停留时间,并尽快进行器械保湿处理,等待医院消毒供应中心回收。对特殊类型的感染应按照医院感染预防相关规定进行处理。采用封闭方式回收,避免反复装卸,避免污染周围环境和工作人员。

//4. 供应中心各区域人员的着装要求有哪些?

答: 在 WS 310.2-2016《医院消毒供应中心 第 2 部分: 清洗消毒及灭菌技术操作规范》附录 A 中明确规定了消毒供应中心(CSSD)区域人员的着装要求。

供应中心各区域人员的着装要求一览表

区域	操作	防护着装					
		圆帽	口罩	防护服/防水围裙	专用鞋	手套	护目镜/面罩
诊疗场所	污染物品回收	√	△			√	
去污区	污染器械分类、核对、机械清洗装载	√	√	√	√	√	△
	手工清洗器械和用具	√	√	√	√	√	√
检查包装及灭菌区	器械检查、包装	√	△			△	
	灭菌物品装载	√			√		
	无菌物品卸载	√			√	△,#	

续表

区域	操作	防护着装					
		圆帽	口罩	防护服/防水围裙	专用鞋	手套	护目镜/面罩
无菌物品存放区	无菌物品发放	√			√		

注:"√"表示应使用;"△"表示可使用;"#"表示具有防烫功能的手套。

需要说明的是,我们的规范没有明确说明手套的材质。美国疾病预防控制中心(CDC)《消毒灭菌指导(2008)》中关于使用戊二醛消毒剂的保护措施时特别强调:戴腈基或丁基橡胶手套,但不是天然乳胶手套。

在选用手套时,需要考虑以下几个因素:①接触液体的渗透性;②接触物体的温度;③接触物体的重量;④接触物品的锐利程度。

115. 什么是手卫生?

答:即医务人员手卫生规范,由原卫生部根据《中华人民共和国传染病防治法》和《医院感染管理办法》制定颁布的国家卫生行业标准,规定了医务人员手卫生的管理与基本要求、手卫生设施、洗手与卫生手消毒、外科手消毒、手卫生效果的监测等。

116. CSSD 为什么要重视手卫生?

答:保持手卫生是有效预防控制病原体传播,从而降低医院感染发生率的最基本、最简单且行之有效的手段。特别是CSSD,血性污物集中,感染机会大。资料表明医护人员接触污染后未洗手,其细菌总数超标率为 100%。1/3 的医院感染可通过严格的手卫生得到有效控制,用肥皂洗手后医护人员手部菌量比操作中手部的带菌量下降了 65%~84%,而且洗手次数越多手部细菌数量减少越明显,因此重视手卫生是控制医院感染的关键。

117. CSSD 工作人员洗手的指征有哪些?

答:(1)接触无菌或消毒物品前(如:器械检查包装前等)。
(2)进入无菌环境前。
(3)戴无菌手套前后。
(4)接触污染物品后。
(5)离开污物区后。

118. 如何正确洗手?

答:(1)用流动清水冲洗双手。
(2)加入洗液或抹肥皂,用手揉搓出泡沫。
(3)按照"七步洗手法"、"内外夹弓大立腕"的顺序,依次揉搓每个位置,每个部位最少揉搓 5s。
(4)用流动水冲洗至少 10s。

（5）用干毛巾或手纸彻底抹干双手,或以干手机吹干双手。

119. 从供应中心污染区进入清洁区需要更鞋吗?

答:从污染区到清洁区的人员是需要更鞋的。

WS 310.1-2016《医院消毒供应中心 第 1 部分:管理规范》中的 7.2.5 条款"工作区划分应遵循以下原则:物品由污到洁,不交叉、不逆流;空气流向由洁到污;采用机械通风的,去污区保持相对负压,检查包装及灭菌区保持相对正压"。

从以上原则不难理解,"污染区"人员、待处理器械及物品是不允许进入"清洁区"的,其目的就是保持"清洁区"的清洁卫生。由于回收、分类等工作在污染区进行,而这些工作必然会造成大量的污染物落在地面上,倘若在此处工作的人员不换鞋而进入清洁区,那么,势必会将潜在的污染物带入清洁区,造成洁净器械再污染的风险。

120. 眼科消毒供应中心洁净区的空气滤网有几种? 应如何清洗?

答:眼科消毒供应中心洁净区常用的空气滤网有以下几种:①进风口过滤网:1 周左右清扫 1 次,多风沙地区清扫周期更短;②粗放过滤器:1~2 个月更换 1 次,每周用清扫、吸尘机或清水进行清洁;③中效过滤器:2~4 个月更换 1 次,由专业设备公司维护;④亚高效过滤器:1 年更换 1 次,由专业设备公司维护;⑤高效过滤器:3 年更换 1 次,由专业设备公司维护;⑥回风口过滤网:每周清扫,用吸尘机或清水进行清洁 1 次,必要时更换。

121. 听诊器、血压计袖带需要消毒吗?

答:《医疗机构消毒技术规范》(2015年版)和 WST 510-2016《病区医院感染管理规范》均要求:血压计袖带、听诊器等应保持清洁,遇到污染应及时先清洁,后采用中、低效的消毒剂进行消毒。

听诊器和血压计在不同患者之间使用,如处理不当,则容易成为患者间病原体传播的重要途径。国内有关研究显示,使用8天后的听诊器,其细菌定植率可高达98%。国外研究报道,听诊器在细菌、病毒传播方面也起着重要作用。因此,普通患者使用的听诊器、血压计袖带在使用中应保持清洁,被血液、体液等污染时应先用消毒湿巾擦拭干净后,再针对所污染的微生物种类选择有效的消毒方法。多重耐药菌患者使用的听诊器、血压计应专人专用,并及时消毒。

122. 非接触式眼压计、裂隙灯、综合验光仪等设备如何清洁消毒?

答:眼科医院中,非接触式眼压计、裂隙灯、综合验光仪都是标配设备,使用频率大,接触人群多,且术后或外伤患者眼部解剖结构不完整,易发生院内感染。在国外文献中,早在1984年就指出眼压计和三棱镜在培养中可监测出绿脓杆菌、白色葡萄球菌、金黄色葡萄球菌等。故而非接触式眼压计必须依据《医院感染管理规范》及时清洁、消毒。

这三种设备使用后消毒方法类似,每位患者检查完毕后用75%乙醇棉球擦拭额托和下颌托。每日用消毒湿巾擦拭仪器表面,感染患者检查完毕后需挂上"感染"标识,彻底消毒后方可再次使用。

另外,每周用乙醚擦拭镜头表面,保持镜头表面光学清洁度。

/23. 电脑键盘如何清洁消毒?

答: 随着计算机在医院内的广泛使用,键盘已经成为重要的微生物存储地,可检出耐药金黄色葡萄球菌、鲍曼不动杆菌、艰难梭菌等。电脑键盘清洁消毒的方法和频率都是值得讨论的问题。有研究对比了含 2% 葡萄糖酸洗必泰的复合消毒剂(CHG)与含氯消毒产品对电脑键盘消毒效果,结果表明 2%CHG 对于键盘的清洁度、细菌下降情况、抑菌效果均优于含氯消毒剂。研究最后建议:在普通病房,每天一次使用 2%CHG 擦拭环境表面可起到防控院内感染的作用;而对于 ICU 等高危科室,建议每 4~6h 擦拭 1 次。

另一研究表明,对键盘使用广谱低水平消毒剂擦拭 5s,就可以轻易达到消毒效果,但由于电脑键盘表面不平整、缝隙较多封闭性不佳,直接擦拭不易达到彻底消毒目的,且擦拭难度较大。

因此,对于电脑键盘这类医务人员手频繁接触、难以清洁的环境表面,采取屏障保护性覆盖是非常方便便捷和有效的措施。可用于屏障保护的覆盖物有塑料薄膜、铝箔、防水纸等,实行一用一更换。采用一次性塑料薄膜覆盖时,可于每天工作结束后直接取下丢弃;采用键盘膜覆盖时,可在每日工作结束后,使用消毒湿巾擦拭消毒。此外,条件许可时,可直接选择可水洗的密封式键盘。

124. 门诊测视力的遮眼板要消毒吗?

答:眼科医院基本所有患者均需测视力,需要用到遮眼板,建议使用一次性遮眼板,避免院内感染。如果使用复用的遮眼板,需要进行消毒处理,可以采用含氯消毒液浸泡消毒,或者用75%乙醇溶液擦拭消毒。

125. 眼科病房使用的受水器应如何处理?

答:眼科病房使用过的受水器建议送供应中心集中清洗处理,受水器清洗流程按器械清洗规范执行,清洗消毒后包装灭菌,再发放给各病区使用。

126. 眼科消毒供应中心有哪些职业暴露风险点?

答:(1)清洗过程中的职业暴露风险点有:

1)针刺伤:这是供应中心护士最常见的风险点,眼科器械头端尖细,器械接收或清洗时容易刺到护士。

2)消毒液溅入眼内:眼科器械清洗以手工清洗为主,清洗过程中消毒液容易溅入眼内。

3)气溶胶吸入:器械刷洗过程中没有放在液面下刷洗,或者气枪吹管腔类器械时会产生气溶胶,空气中的气溶胶会被吸入体内,长时间可能会造成操作人员身体的损害。

4)听力损害:眼科器械管腔类器械多,如超乳管件,需要用到气枪或水枪,在清洗、干燥过程中,长时间的噪声环境会影响操作人员听力损害。

（2）包装及灭菌过程中的职业暴露风险点有：

1）软组织受伤：供应中心护士每天包装上百个手术包，拿取、放置如果操作不当，容易造成软组织损伤。

2）热烫伤：在灭菌锅或拿取干燥后器械的使用过程中，如果使用不当，操作人员触碰到内壁或热的器械会烫伤皮肤。

3）有毒气体如环氧乙烷（EO）吸入：环氧乙烷灭菌过程，如果发生 EO 气体泄漏，操作人员若吸入 EO 有毒气体，将会出现头晕、头痛、恶心呕吐等神经系统抑制症状。

/27. 眼科消毒供应中心职业暴露风险点如何预防？

答:（1）针刺伤的预防：尖锐器械注意套好防护套，操作人员在接收器械时做好自身防护，戴好手套，交接时不可将尖锐端朝向接收者。

（2）消毒液溅入及气溶胶的预防：清洗器械时注意将器械放在液面下，操作要轻，操作幅度不可过大，消毒液的容器大小要合适。

（3）听力方面：尽量选择低音量的气枪，在操作台上安装防护罩，使用气枪时尽量在防护罩内使用，操作人员也可选择耳塞，以防止气枪噪声损害听力。

（4）定期检测环氧乙烷机器，安装环氧乙烷气体泄漏报警装置，如有发生泄漏，需及时撤离现场。

（5）供应中心人员在操作中要穿戴好防护衣、手套，按规范操作，工作过程中注意节力原则，拿烫的器械或灭菌锅结束拉装载车时需戴防烫伤手套，避免接触内壁，防止烫伤。

128. 个人防护用品包括哪些?

答：个人防护用品是指能单独使用或者联合使用，用于保护个人黏膜、气道、皮肤以及衣物免受感染性病原接触的多种屏障用品，主要包括手套、面部防护设备、防水围裙、隔离衣、防护服、防护鞋等（图11和图12，见文末彩插）。

129. 个人防护用品的穿戴顺序,怎样穿才是正确的?

答：在《甲型H1N1流感医院感染控制技术指南》（2009年修订版）中，关于个人防护用品的穿脱顺序要求如下：

（1）穿戴防护用品应遵循的程序：①清洁区进入潜在污染区：洗手→戴帽子→戴医用防护口罩→穿工作服→换工作鞋→进入潜在污染区。手部皮肤破损的戴乳胶手套。②潜在污染区进入污染区：穿隔离衣→戴护目镜/防护面罩→戴手套→穿鞋套→进入污染区。

（2）脱摘防护用品应遵循的程序：①医务人员离开污染区进入潜在污染区前：摘手套、消毒双手→脱隔离衣→脱鞋套→摘护目镜/防护面罩→洗手和手消毒→进入潜在污染区，洗手或手消毒。用后物品分别放置于专用污染容器内。②从潜在污染区进入清洁区前：洗手和手消毒→脱工作服→摘医用防护口罩→摘帽子→洗手和手消毒后，进入清洁区。③沐浴、更衣→离开清洁区。

在WS/T 311-2009《医院隔离技术规范》中，穿戴防护用品的程序与上述原则基本相同，但脱摘防护用品的顺序则有差异，要求是在摘下护目镜/防护面罩后再脱隔离衣。

综上所述，个人防护用品的穿戴顺序应视所采取的隔离措施以及个人防护用品的功能而定,如果是空气隔离或者飞沫隔离,建议先戴口罩再戴帽子,确保在脱卸时能最后摘除口罩;如果是接触隔离,手套应是最后配戴、最早摘下。

130. 洗眼器有什么作用?

答:消毒供应中心是各种化学制剂、感染性物品集中的地方,尤其是眼科器械精密昂贵,对人工清洗依赖性大,在清洗消毒操作中如果有毒有害物质喷射到工作人员眼睛,会造成眼部污染或腐蚀。洗眼器可以对眼睛进行紧急冲洗,避免对眼睛和身体造成进一步伤害。眼科消毒供应中心所有工作人员应定期进行洗眼器使用和维护的培训(图13,见文末彩插)。

131. 使用洗眼器的注意事项有哪些?

答:在使用洗眼器时应远离化学物品和粉尘喷散区域,冲洗时应尽量睁大眼睛,水流应彻底冲洗眼部结膜囊区域,而不要直接喷向瞳孔区,以免引起眼部刺激征,必要时请旁人协助。洗眼器只用于紧急情况下冲洗眼表有害物质,暂缓眼部不适,冲洗后仍需进行下一步治疗。

132. 被未污染的利器损伤属于职业暴露吗?

答:职业接触(又称职业暴露,通常指血源性病原体的接触)是指劳动者在从事职业活动中,通过眼、口、鼻及其他黏膜、破损皮肤或非胃肠道接触含血源性病原体[如乙型肝炎病毒(HBV)、丙型肝炎病毒(HCV)、艾滋病病毒(HIV)等]

的血液或其他潜在性传染性物质的状态。

眼科消毒供应中心工作人员在职业活动中发生职业暴露的情况主要有：①被含有血源性病原体的血液、体液污染的利器刺伤皮肤；②被含有血源性病原体的血液、体液污染了皮肤或者黏膜；③被携带血源性病原体的生物样本、废弃物污染了皮肤或者黏膜；④其他因医疗活动发生或可能感染以上血源性病原体的情况。

被未被污染的利器（如干净的针头、安瓿、玻片等）损伤不属于职业暴露，因为未被污染的利器没有接触过患者的血液或体液，不会有血源性病原体感染的风险，但这种情况仍属于锐器伤，是否需要向管理部门报告备案，应视医疗机构具体的管理规定。

133. 供应中心护士发生针刺伤时如何处理？

答：（1）发生针刺伤时，首先由近心端至远心端轻轻挤压伤口旁，挤出污染血液。

（2）在流动水下冲洗污染的皮肤和伤口，用生理盐水冲洗黏膜，禁止伤口局部按压。

（3）用75%乙醇溶液或0.5%碘伏消毒，包扎伤口。

（4）与临床科室联系，查看锐器使用过的患者的化验单，如有血液传播性疾病，及时联系保健科作相应预防处理，如注射相关疫苗和免疫球蛋白。

（5）填写职业暴露上报表，报告医院感染科和保健科。

134. 供应中心人员发生热烫伤时如何处理？

答：（1）供应中心人员发生烫伤后，应迅速将伤口放到水龙头下,用干净、流动的冷水冲洗 30min 左右。如果烫伤部位穿有衣物,应一边去除伤口上的衣服,一边用冷水冲洗。

(2)冲洗后继续用冷水浸泡烫伤部位 10~30min,进一步缓解疼痛。

(3)用无菌纱布或者干净的毛巾覆盖固定在伤口上,来保持伤口的清洁。

(4)轻微的烫伤可以在烫伤处涂抹烫伤膏,供应中心应常规备有烫伤膏以便工作人员及时使用。

(5)如果烫伤的程度比较严重,发现局部有灰色或者红褐色呈现,甚至颜色更深,应立即就诊,接受进一步的治疗;如果烧伤面积较大的也要及时去就诊治疗。

135. 供应中心发生 EO 气体泄漏时如何处理?

答:(1)供应中心发生 EO 气体泄漏时,立即组织人员撤离至安全区域。

(2)通知设备科处理,漏气容器妥善处理,检修后再使用。

(3)人员接触泄漏的 EO 气体后应做以下处理:

1)如皮肤污染,立即脱去污染衣物,用清水冲洗 15min。

2)如眼睛接触,提起眼睑用清水冲洗结膜囊 15min。

3)如呼吸道吸入,立即撤离至新鲜空气处,保持呼吸通畅,如果呼吸困难,需输氧;如果呼吸停止,立即进行人工呼吸,并进行急救处理。

136. 遇到"暴露源不明"的职业暴露怎么办?

答:针对暴露源不明的职业暴露,如果源患者具有血源性病原体感染的风险因素,可能涉及乙型肝炎病毒(HBV)的,建议按照乙肝病毒表面抗原(HBsAg)阳性处理。是否使用针对 HIV 的抗病毒药物进行预防,需要审慎评估,包括对暴露源患者感染 HIV 病毒的概率、暴露类型及其相关的 HIV 传播风险(如果事实上 HIV 可能已经存在的话),以及医务人员治疗相关的风险等进行综合判断。只有当风险评估表明暴露的风险大于药物预防性治疗风险时才应该用药。但如果有其他数据显示风险比最初认为的低,则可以停止治疗。

/37. 医务人员上班可以戴戒指、手镯等饰物吗?

答:有研究证实,戴戒指部位的皮肤比不戴戒指部位的皮肤细菌定植严重。一项调查发现 40% 的护士戒指下的皮肤内有革兰氏阴性(G⁻)杆菌,如阴沟肠杆菌、克雷伯菌属和不动杆菌属,而且有些护士带菌数月。在一项包括 60 多名重症监护病房护士的研究中,多变量分析显示戴戒指是唯一携带 G⁻ 杆菌和金黄色葡萄球菌的有显著性意义的危险因素。微生物的量和所戴戒指数量有关。

戴戒指是否可以增加病原体交叉感染还不得而知。不过几乎所有的脏的戒指和首饰都会定植引起感染的潜在病原体,而且具有尖锐表面的戒指会刺破手套,如果佩戴的戒指比较大或者边缘锐利,则有可能导致手卫生不能实施到位。当对患者实施诊疗护理的时候,首饰很有可能伤害患者或者工作人员,比如项链会被设备挂住,在处理患者时手镯会导致伤害发生。

因此,不建议医务人员在工作中佩戴戒指或者其他首饰,而在高危环境的手术室,应该摘除所有的戒指和首饰。

参 考 文 献

1. 宋瑾,庄若. 医院消毒供应中心(室)知识问答. 2版. 南京:东南大学出版社,2016.
2. 钟秀玲,郭燕红. 医院供应中心的管理和技术. 2版. 北京:中国协和医科大学出版社,2006.
3. 张青,黄浩. 眼科手术器械清洗消毒及灭菌技术操作指南. 北京:北京科学技术出版社,2016.
4. HAMED M M A, SHAMSEYA M M, ALAH I D A N, et al. Estimation of average bioburden values on flexible gastrointestinal endoscopes after clinical use and cleaning: Assessment of the efficiency of cleaning processes. Alexandria Journal of Medicine, 2015, 51(2): 95-103.
5. EVANGELISTA S D S, SANTOS S G D, OLIVEIRA A C D. Analysis of microbial load on surgical instruments after clinical use and following manual and automated cleaning. American Journal of Infection Control, 2015, 43(5): 522-527.
6. SUSAN K. Water: a critical ingredient for instrument cleaning and disinfection. Or Manager, 2015, 31(3): 26-27.
7. CRISTIANA D C L, OLSON N, TIPPLE A F V, et al. Evaluation of the ability of different detergents and disinfectants to remove and kill organisms in traditional biofilm. American Journal of Infection Control, 2016, 44(11): e243-e249.
8. LEDER H A, GOODKIN M, BUCHEN S Y, et al. An Investigation of

Enzymatic Detergents as a Potential Cause of Toxic Anterior Segment Syndrome. Ophthalmology, 2012, 119（7）: e30-e35.

9. MAMALIS N. Toxic anterior segment syndrome: Role of enzymatic detergents used in the cleaning of intraocular surgical instruments. Journal of Cataract & Refractive Surgery, 2016, 42（9）: 1249-1250.

10. PARK C Y, LEE J K, CHUCK R S. Toxic anterior segment syndrome-an updated review. BMC Ophthalmology, 2018, 18（1）: 276-279.

11. 周文哲, 秦蕾, 郑森国, 等. 沿海五省市 127 所医院医疗器械清洗情况的调查研究. 中华护理杂志, 2017, 52（11）: 1361-1365.

12. 陈艳红. 多酶清洁剂与碱性清洁剂对眼科手术器械的清洗效果比较. 齐齐哈尔医学院学报, 2012, 33（14）: 1986-1987.

13. 施玉华, 陆丽嫦, 梁健. 多酶清洗剂与碱性清洗剂对复用窥阴器清洗效果的观察. 护理学报, 2017, 24（5）: 56-57.

14. 杨国玲, 苏爱莲, 袁小玲, 等. 碱性和中性多酶清洗剂清洗金属颅脑吸引器头的效果比较. 沈阳医学院学报, 2016, 18（2）: 99-101.

15. 中国医师协会眼科医师分会, 中华预防医学会医院感染专业委员会, 中华预防医学会消毒分会, 等. 我国眼科手术管理、感染控制、消毒灭菌指南（一）. 中华眼科杂志, 2016, 52（3）: 167-173.

16. 秦蕾, 常笑, 梁优萍, 等. 170 所医院眼科显微手术器械清洗及灭菌包装的现状调查. 中华护理杂志, 2019, 54（4）: 554-557.

17. 钱鑫, 康国鹏, 樊红霞, 等. 镍钛合金根管器械表面改性及对其性能影响研究进展. 中国实用口腔科杂志, 2015, 8（10）: 634-637.

18. DANILOV A, TUUKKANEN T, TUUKKANEN J, et al. Biocompatilibity-related surface characteristics of oxidized NiTi. Journal of Biomedical Materials Research Part A, 2010, 82A（4）: 810-819.

19. LI H B, JIANG Z H, FENG H, et al. Microstructure, mechanical and corrosion properties of friction stir welded high nitrogen nickel-free austenitic stainless steel. Materials & Design, 2015, 84（84）: 291-299.

20. REN L, YANG K, GUO L, et al. Preliminary study of anti-infective

function of a copper-bearing stainless steel. Materials Science & Engineering C, 2012, 32 (5): 1204-1209.

21. 程秀英,伍燕芳,陈秀霞,等. 不同温度多酶清洗剂对内镜生物膜清除效果的影响. 实用临床医药杂志, 2016, 20 (6): 155-156.

22. 胡必杰,郭燕红,刘荣辉. 中国医院感染规范化管理: SIFIC 常见问题释疑. 上海: 上海科学技术出版社, 2009.

23. 付强,刘运喜. 医院感染监测基本数据集及质量控制指标集实施指南. 北京: 人民卫生出版社, 2016.

24. 高晓东,韩玲样,卢珊,等. 基层医疗机构感染预防与控制 500 问. 上海: 上海科学技术出版社, 2017.

文 件

文件 1　关于印发医疗消毒供应中心等三类医疗机构基本标准和管理规范（试行）的通知

国卫医发〔2018〕11 号

各省、自治区、直辖市及新疆生产建设兵团卫生计生委：

　　为加快推进医疗领域"放管服"改革，鼓励社会力量提供多层次多样化的医疗服务，根据《国家卫生计生委关于深化"放管服"改革激发医疗领域投资活力的通知》（国卫法制发〔2017〕43 号），我委组织制定了医疗消毒供应中心、健康体检中心、眼科医院的基本标准和管理规范（试行）（可从国家卫生健康委员会网站下载）。现印发给你们，并提出以下工作要求：

　　一、医疗消毒供应中心、健康体检中心、眼科医院属于独立设置的医疗机构，依法独立承担民事责任。医疗消毒供应中心由省级卫生健康行政部门审批，眼科医院由省级或地市级卫生健康行政部门审批，健康体检中心的审批权限由省级卫生健康行政部门按照《医疗机构管理条例》及其实施细则的规定确定。

　　二、各级卫生健康行政部门应当加强对独立设置医疗机构的规划引导，鼓励医疗消毒供应中心、健康体检中心、眼

75

科医院连锁化、集团化经营,建立规范、标准的服务与管理模式。

三、各级卫生健康行政部门应当将医疗消毒供应中心、健康体检中心、眼科医院纳入当地医疗质量安全管理与控制体系,加强医院感染防控和质量安全管理,严格落实相关管理规范与制度,保障医疗质量安全。

四、在本通知印发之日前成立的面向医疗机构提供服务的消毒供应机构,应当按照本通知要求于2019年6月1日前完成相应调整,并取得《医疗机构执业许可证》。

五、医疗消毒供应中心、健康体检中心、眼科医院应当与区域内的其他综合性医院建立协作关系,畅通转诊渠道,加强技术协作,不断提升医疗服务水平。

国家卫生健康委员会
2018 年 5 月 17 日

(信息公开形式:主动公开)

医疗消毒供应中心基本标准（试行）

医疗消毒供应中心是独立设置的医疗机构,不包括医疗机构内部设置的消毒供应中心、消毒供应中心和面向医疗器材生产经营企业的消毒供应机构。医疗消毒供应中心主要承担医疗机构可重复使用的诊疗器械、器具、洁净手术衣、手术盖单等物品清洗、消毒、灭菌以及无菌物品供应,并开展处理过程的质量控制,出具监测和检测结果,实现全程可追溯,保证质量。

一、科室设置

至少应当设置消毒供应中心及医院感染管理、质量与安全管理、工程技术管理、信息管理等职能部门。

二、人员配置

（一）至少有 1 名具有消毒供应管理经验的副高级及以上专业技术职务任职资格的护士。

（二）至少有 1 名具有 5 年以上医院感染管理经验的护士。

（三）至少有 3 名具有 3 年以上消毒供应工作经验的护士,其中 1 名具有中级及以上专业技术职务任职资格。

（四）至少有 2 名消毒员,按规定取得相应上岗证。

（五）至少有 2 名专职的工程技术人员,具备相应专业知识及 5 年以上相关工作经验。

（六）具有与开展业务相适应的其他技术人员及其他工作人员。

三、基本设施

（一）业务用房使用面积不少于总面积85%,应当具备双路供电或应急发电设施、应急供水储备、蒸汽发生器备用设备、压缩空气备用设备等,重要医疗设备和网络应有不间断电源,保证医疗消毒供应中心正常运营。

（二）设置1个硬器械（金属、橡胶、塑胶、高分子材料及其他硬质材料制造的手术器械、硬式内镜等）清洗、消毒、干燥、检查、包装、灭菌、储存、发放流水线的,建筑面积不少于2 000平方米。

（三）设置1个软器械（手术衣、手术盖单等可阻水、阻菌、透气,可穿戴、可折叠的具有双向防护功能的符合手术器械分类目录的感染控制器械,不含普通医用纺织品）清洗、消毒、干燥、检查、折叠、包装、灭菌、储存、发放流水线的,建筑面积不少于2 000平方米。

（四）设置1个软式内镜清洗、消毒（灭菌）、干燥、储存、发放流水线的,建筑面积不少于800平方米。

（五）开展医用织物清洗消毒,应当符合国家相关法规、规定及标准。

（六）应当设净水处理设施,建筑面积不少于300平方米。

（七）应当设配送物流专业区域,建筑面积不少于300平方米。

（八）应当设办公及更衣、休息生活区,占总面积的10%~15%。

（九）应当设置医疗废物暂存处,实行医疗废物分类管理。

（十）开展微生物或热原等检测,应设置检验室。

（十一）应当设置污水处理场所。

（十二）相应的工作区域流程应当符合国家相关规定。

四、分区布局

（一）主要功能区

去污区,检查、折叠、包装及灭菌区,无菌物品存放区及配送物流专区等。

（二）辅助功能区

集中供电、供水、供应蒸汽和清洁剂分配器、医疗废物暂存处、污水处理场所、集中供应医用压缩空气、办公及更衣、休息生活区等。

（三）管理区

质量和安全控制（包括检验室）、医院感染控制、器械设备、物流、信息等管理部门。

五、基本设备

根据规模、任务及工作量,合理配置清洗、消毒灭菌设备及配套设施。设备、设施应当符合国家相关标准或规定。

（一）清洗手术硬器械（金属、橡胶、塑胶、高分子材料及其他硬质材料制造的手术器械、硬式内镜等）应当配置以下设备设施:

1. 污物回收器具、分拣台、手工清洗池、压力水枪、压力气枪、无油空气压缩机（装有 $0.01\mu m$ 的过滤网）、干燥设备及相应清洗用品、扫码设备等。

2. 机械清洗消毒设备:隔离式（双扉）清洗消毒机、根据业务量选用单机或隧道（长龙）清洗消毒机、超声喷淋清洗消毒机、不同频率的变频式超声清洗消毒机（ $30\sim40kHz$ 和 $80\sim100kHz$ ）、清洁剂自动分配器、车辆及运输容器的消洗消毒设备等。

3.检查、包装设备:应当配有带光源放大镜的器械检查台、绝缘性能检测仪、包装台、器械柜、敷料柜、包装材料切割机、医用热封机及清洁物品装载设备等。

4.灭菌设备及设施:应当配有压力蒸汽灭菌器、洁净蒸汽发生器、无菌物品装卸载设备和低温灭菌装置。

5.储存、发放设施:应当配备无菌物品存放设施及运送器具等。

6.专用密闭洁污分明的运输车辆。

(二)清洗软器械(可阻水、阻菌、透气的手术衣、手术盖单等,可穿戴、折叠的具有双向防护功能的符合手术器械分类目录的感染控制器械,不含普通医用纺织品)应当配置以下设备设施:

1.污物分类回收器具、检针器、扫码设备等。

2.机械清洗消毒设备:隔离式(双扉)洗衣机、根据业务量选用单机或隧道(长龙)洗衣机、清洁剂自动分配器、车辆及运输容器的消洗消毒设备等。

3.干燥机:洁净干衣机(带空气过滤装置)、隧道式整烫机等。

4.检查折叠包装设备:手术衣立体光检机、带光源的敷料检查光桌、手术衣自动折叠机、打包台、追溯系统、打捆机、封口机、转运工具等。

5.灭菌设备:压力蒸汽灭菌器、洁净蒸汽发生器等基本灭菌设备。

6.储存、发放设施:应当配备无菌物品存放设施及洁净密闭运送车及器具等。

7.专用密闭洁污分明的运输车辆。

(三)清洗软式内镜应配置以下设备设施:

1.污镜回收器具(车)、内镜手工清洗池、测漏装置、压力水枪、压力气枪、干燥设备及相应清洗用品、扫码设备等。

2. 机械清洗消毒设备：隔离式（双扉）内镜清洗消毒机、超声喷淋清洗消毒机、不同频率的变频式超声清洗消毒机（30~40kHz 和 80~100kHz）、清洁剂自动分配器、车辆及运输容器的消洗消毒设备等。

3. 检查、包装灭菌设备：包装台、器械柜、敷料柜、包装材料切割机、医用热封机及清洁物品装载设备等。

4. 灭菌设备及设施：应当配有压力蒸汽灭菌器、洁净蒸汽发生器、无菌物品装卸载设备和低温灭菌装置。

5. 储存、发放设施：应当配备洁净内镜干燥储存柜（洁净干燥空气及温湿度可控等功能）无菌内镜、活检钳等手术器械无菌存放设施及运送器具等。

6. 专用密闭洁污分明的运输车辆。

（四）质量检测设备：温度压力检测仪、热原检测装置、水质检测、有害气体浓度检测装置、消毒灭菌效果检测设备等装置。

（五）信息化设备：具备信息报送和传输功能的网络计算机等设备，追溯管理系统、报告管理系统等信息管理系统。

六、管理

建立医疗消毒供应中心质量安全管理体系，制定各项规章制度、人员岗位职责，实施由国家制定或认可的消毒供应中心规范、标准和操作规程。规章制度至少包括设施与设备管理制度、质量管理制度、记录追溯和文档管理制度、消防安全管理制度、信息管理制度、生物安全管理制度、危险品管理与危险化学品使用管理制度、职业安全防护管理制度、环境卫生质量控制制度、消毒隔离制度、清洗消毒灭菌监测等制度，并制定与消毒供应相适应的标准操作程序。工作人员必须参加各项规章制度、岗位职责、流程规范的学习和培训，并有记录。

医疗消毒供应中心管理规范（试行）

为加强医疗消毒供应中心管理工作，提高医疗消毒供应中心的管理水平，保障重复使用的诊疗器械、器具和物品的安全，规范医疗消毒供应中心质量管理，保障医疗质量和医疗安全，根据《传染病防治法》《特种设备安全法》《护士条例》《医疗机构管理条例》《医疗废物管理条例》《医疗器械监督管理条例》《医院感染管理办法》《消毒管理办法》《医疗器械生产质量管理规范》《病人、医务人员和器械用手术单、手术衣和洁净服》（YY/T0506 1-7）、《医院消毒供应中心第一部分：管理规范》（WS 301.1）、《医院消毒供应中心第二部分：清洗消毒及灭菌技术操作规范》（WS 301.2）、《医院消毒供应中心第三部分：清洗消毒及灭菌效果监测标准》（WS 301.3）、《医疗机构消毒技术规范》（WS/T 367）、《软式内镜清洗消毒技术规范》（WS 507）《医用织物洗涤消毒技术规范》（WS/T 508）等有关法律、法规及相关规定，制定本规范。

本规范适用于独立设置的医疗消毒供应中心，不包括医疗机构内部设置的消毒供应中心、消毒供应中心和面向医疗器材生产经营企业的消毒供应机构。

一、机构管理

（一）医疗消毒供应中心应当经卫生健康行政部门审批，依法为医疗机构提供复用器械、器具和物品的消毒供应服务。

（二）医疗消毒供应中心应当建立质量安全管理体系，制定并落实各项规章管理制度，执行国家制定或者认可的技术规范、标准和操作规程，明确工作人员岗位职责，落实医院感染预防和控制措施,保障复用医疗器械、器具和物品清洗消毒灭菌工作安全有效地开展。

(三)医疗消毒供应中心应当设置独立的质量安全管理部门并配备具有中级以上专业技术职务任职资格,具备相关专业知识和工作经验的质量安全管理专职人员,负责质量安全管理与控制工作,履行以下职责:

1. 对规章制度、技术规范、操作规程落实情况进行检查。

2. 对医疗消毒供应中心工作质量、医院感染管理、器械和设备管理等方面进行检查。

3. 对重点环节,以及影响复用医疗器械、器具、物品清洗消毒灭菌质量和医疗安全的高危因素进行监测、分析和反馈,提出预防和控制措施。

4. 对工作人员的职业安全防护和健康管理提供指导。

5. 预防控制医疗消毒供应中心的污染物外泄及医院感染。

6. 对医疗消毒供应中心的监测和检测报告书写、保存、信息记录等进行督查指导,并保障记录数据的真实性和及时性。

7. 对清洗剂、仪器耗材、辅助设备进行检查,对清洗消毒灭菌供应部门进行质量验收和审核,并提出质量控制改进意见和措施。

(四)财务部门要规范机构财务管理工作,加强财务监督,开展财务分析。

(五)后勤管理部门保障水、电、压缩空气、蒸汽供应质量及日常维护,定期进行设施、管道的检修维护,对设备的各类数字仪表如压力表、温度表进行校验,并记录备查。还应当负责防火、防盗等安全工作。

（六）由有《特种设备作业人员证》等资质的专业人员对压力蒸汽灭菌器及供电设施设备进行日常性维护保养和定期检查，并记录。按照安全技术规范的要求，在检验合格有效期届满前一个月向特种设备检验机构提出定期检验要求，并将定期检验合格标志置于该特种设备的显著位置。

二、质量管理

医疗消毒供应中心应当按照以下要求开展医疗质量管理工作：

（一）卫生专业技术人员配置符合《医疗消毒供应中心基本标准（试行）》的规定。

（二）应当制定并落实工作人员培训考核计划，使工作人员具备与本职工作相关的专业知识和技能，建立技术人员的专业知识更新、专业技能维持与持续培养等相关管理制度和培训记录。重点做好特种设备工作人员安全教育和职业安全防护知识培训。必要时对有关人员进行免疫接种，保障所有人员的职业安全。

（三）应当依据 ISO 9001，YY/T0287-2017《医疗器械 质量管理体系 用于法规的要求》等，建立并实施医疗消毒供应中心质量管理体系，遵守《医院消毒供应中心第一部分：管理规范》（WS 301.1）、《医院消毒供应中心第二部分：清洗消毒及灭菌技术操作规范》（WS 301.2）、《医院消毒供应中心第三部分：清洗消毒及灭菌效果监测标准》（WS 301.3）、《病人、医务人员和器械用手术单、手术衣和洁净服》（YY/T0506 1-7）等相关技术规范和标准，落实复用的诊疗器械回收、清洗消毒、检查保养、折叠、包装、灭菌及储存运输各个环节的质量管理制度、清洗消毒灭菌操作规程、仪器设备标准操作与维护规程,持续改进医疗消毒供应质量。

（四）医疗消毒供应中心接受其他医疗机构提出的复用诊疗器械、器具和物品的处理申请时,应当与提出申请的医疗机构签订协议,明确双方的职责和物品运送交接等环节,加强现场交接、质量检查及验收工作并完善签字程序,规范管理,保证安全。不得接受一次性消毒物品进行消毒复用的申请。向申请的医疗机构提供无菌的复用诊疗器械器具和物品时,应当提供相关的监测和检测结果报告。必要时,医疗消毒供应中心应提供与监测和检测结果相关的技术解释。建立质量保证措施,制定预处理、回收、清洗、消毒、干燥、折叠、检查包装、灭菌、储存、运送等标准操作规程,并组织实施。

（五）加强对器械处理过程的质量管理,规范医疗消毒供应中心的活动,定期进行质量监督检查,结果与记录实现可追溯。对检查中的问题,定期总结分析并采取措施持续改进。按照安全、准确、及时、有效、经济、便于使用的原则开展消毒灭菌供应工作,保证质量。

（六）建立突发事件应急预案,出现危急突发事件时能够提供及时、安全的无菌物品服务。

（七）建立追溯跟踪制度、保留时限制度、无菌物品缺陷召回制度等,保证质量,满足医疗需要并持续改进。

（八）参加各级卫生健康行政部门组织的质量评价活动,接受当地卫生健康行政部门的监督管理。

（九）医疗消毒供应中心工作人员应当具有相关的专业学历,并取得相应专业技术职务任职资格和执业资格。接受卫生健康行政部门认可的岗位培训,提高专业技术水平和质量管理意识。

（十）灭菌设备及清洗消毒设备,应当遵循 WS 310.3 和

ISO 17665 等标准要求,每年对灭菌程序、清洗消毒程序的重要参数进行检测。

(十一)建立满足服务质量要求的医疗消毒供应中心信息系统(信息系统基本功能要求,见 WS 310.1 附录 A),建立系统数据安全管理制度和应急措施。具备与所服务的机构信息系统联网的能力。应当采用信息系统对清洗、消毒、灭菌和供应进行质量控制和实现质量可追溯。

(十二)建立医疗消毒供应中心报告发放制度,保证医疗消毒供应中心报告准确、及时和信息完整。不得出具虚假监测和检测结果报告。

(十三)医疗消毒供应中心报告应当使用中文或者国际通用的、规范的缩写,并按国家有关规定保存。

(十四)医疗消毒供应中心清洗、消毒、灭菌质量监测合格报告内容应当符合国家相关规定。

(十五)医疗消毒供应中心在与其他类别医疗机构等建立长期合作时,应当对诊疗器械回收、运输、清洗、消毒、灭菌操作流程等进行安全风险评估。应当签订合同,明确双方的责任、权利和义务。建立定期联系制度,对意见和建议要有反馈和改进措施。

三、安全管理

(一)医疗消毒供应中心应当加强安全管理,强化医院感染预防与控制工作,科学设置并严格遵守安全管理相关规章制度与安全操作工作流程,降低发生医院感染的风险。

(二)应当设专人按照相关规定负责医疗消毒供应中心与其他医院消毒供应中心之间物品交接管理工作,有效预防控制交叉污染。

（三）医疗消毒供应中心的建筑布局应当遵循环境卫生学和医院感染管理的原则，符合要求，做到布局合理、分区明确、标识清楚、洁污分流、不交叉、不逆流。

（四）医疗消毒供应中心应当划分为工作区、辅助工作区和管理区。

（五）各工作区域换气次数应当符合国家相关规定。

（六）严格按照《医疗机构消毒技术规范》有关规定，加强对特殊感染复用器械的回收、运输、储存、处理相关管理。

（七）应当按照《传染病防治法》《医疗废物管理条例》《消毒管理办法》和《医疗机构水污染物排放标准 GB 18466》，对产生的污水进行严格无害化处理。

（八）应当按照标准预防配备必要的安全设备和个人防护用品，如：圆顶工作帽、口罩、面罩、防水的隔离衣、专用鞋、防刺伤的手套、洗眼器、防噪声耳塞，防止有毒气体环氧乙烷、过氧化氢、甲醛等泄露的应急防毒面具和报警系统等，加强培训，保证工作人员能够正确使用。

（九）当工作人员在工作中发生职业暴露事件时，应当采取相应的处理措施，并及时报告机构内的相关部门，做好记录存档，实现可追溯。

（十）管理人员应当定期对医疗消毒供应中心的危险因素和安全风险进行评估，确保医疗消毒供应中心安全。定期举行医疗消毒供应中心安全和消防安全演练并保存记录。

四、监督与管理

（一）各级卫生健康行政部门应当加强对辖区内医疗消毒供应中心的监督管理，卫生健康监督机构每年现场监督检查不少于一次，发现存在质量问题或者安全隐患时，应当责令其立即整改。

（二）各级卫生健康行政部门履行监督检查职责时，有权采取下列措施：

1. 对医疗消毒供应中心进行现场检查，了解情况，调查取证。

2. 查阅或者复制医疗消毒供应中心质量和安全管理的有关资料，采集、封存样品。

3. 责令违反本规范及有关规定的医疗消毒供应中心停止违法违规行为。

（三）对于违反有关法律法规和本规范规定的，卫生健康行政部门应当视情节依法依规进行处罚；构成犯罪的，应当依法追究刑事责任。

文件 2 医疗机构环境表面清洁与消毒管理规范（2016）

1 范围

本标准规定了医疗机构建筑物内部表面与医疗器械设备表面的清洁与消毒的管理要求、清洁与消毒原则、日常清洁与消毒、强化清洁与消毒、清洁工具复用处理要求等。

本标准适用于各级各类医疗机构。承担环境清洁服务的机构可参照执行。

2 规范性引用文件

下列文件对于本文件的应用是必不可少的。凡是注日期的引用文件，仅注日期的版本适用于本文件。凡是不注日期的引用文件，其最新版本（包括所有的修改单）适用于本文件。

GB 15982　医院消毒卫生标准

WS/T 311　医院隔离技术规范

WS/T 313　医务人员手卫生规范

WS/T 367　医疗机构消毒技术规范

3 术语和定义

下列术语和定义适用于本文件。

3.1

环境表面　environmental surface

医疗机构建筑物内部表面和医疗器械设备表面，前者如墙面、地面、玻璃窗、门、卫生间台面等,后者如监护仪、呼吸机、透析机、新生儿暖箱的表面等。

3.2

环境表面清洁　environmental surface cleaning

消除环境表面污物的过程。

3.3

清洁工具　cleaning products

用于清洁和消毒的工具,如擦拭布巾、地巾和地巾杆、盛水容器、手套(乳胶或塑胶)、洁具车等。

3.4

清洁单元　cleaning unit

邻近某一患者的相关高频接触表面为一个清洁单元,如该患者使用的病床、床边桌、监护仪、呼吸机、微泵等视为一个清洁单元。

3.5

高频接触表面　high-touch surface

患者和医务人员手频繁接触的环境表面,如床栏、床边桌、呼叫按钮、监护仪、微泵、床帘、门把手、计算机等。

3.6

污点清洁与消毒　spot cleaning and disinfection

对被患者的少量体液、血液、排泄物、分泌物等感染性物质小范围污染的环境表面进行的清洁与消毒处理。

3.7

消毒湿巾　disinfection wet wipes

以非织造布、织物、无尘纸或其他原料为载体,纯化水为生产用水,适量添加消毒剂等原材料,制成的具有清洁与消毒作用的产品,适用于人体、一般物体表面、医疗器械表面及其他物体表面。

3.8

A_0 值 A_0 value

评价湿热消毒效果的指标,指当以 Z 值表示的微生物杀灭效果为 10K 时,温度相当于 80℃的时间(秒)。A_0 值 600 是复用清洁工具消毒的最低要求。

3.9

隔断防护 barrier containment

医疗机构内部改建、修缮、装修等工程实施过程中,采用塑料、装饰板等建筑材料作为围挡,以完全封闭施工区域,防止施工区域内的尘埃、微生物等污染非施工区域内环境表面的措施。

3.10

人员卫生处理 personnel decontamination

对被污染或可能被污染的人员进行人体、着装、随身物品等方面的清洁与消毒过程。

3.11

清洁工具的复用处理 reprocessing of cleaning-product

对使用过或污染后的复用清洁工具进行清洗与消毒的处理过程。

3.12

低度风险区域 low-risk area

基本没有患者或患者只作短暂停留的区域;如行政管理部门、图书馆、会议室、病案室等。

3.13

中度风险区域 medium-risk area

有普通患者居住,患者体液、血液、排泄物、分泌物对环境表面存在潜在污染可能性的区域。如普通住院病房、门诊科室、功能检查室等。

3.14

高度风险区域 high-risk area

有感染或定植患者居住的区域以及对高度易感患者采取保护性隔离措施的区域,如感染性疾病科、手术室、产房、重症监护病区、移植病房、烧伤病房、早产儿室等。

4 管理要求

4.1 医疗机构应建立健全环境清洁工作的组织管理体系和规章制度,明确各部门和人员的职责。

4.2 医疗机构应参与环境清洁质量监督,并对环境清洁服务机构的人员开展业务指导。医疗机构指定的管理部门负责对环境清洁服务机构的监管,并协调本单位日常清洁与突发应急事件的消毒。

4.3 医务人员应负责使用中诊疗设备与仪器的日常清洁与消毒工作;应指导环境清洁人员对诊疗设备与仪器等进行清洁与消毒。

4.4 医疗机构开展内部建筑修缮与装饰时,应建立有医院感染控制人员参与的综合小组,对施工相关区域环境污染风险进行评估,提出有效、可行的干预措施,指导施工单位做好施工区域的隔断防护,并监督措施落实的全过程。

4.5 医疗机构应对清洁与消毒质量进行审核,并将结果及时反馈给相关部门与人员,促进清洁与消毒质量的持续改进。审核方法见附录 A。

4.6 承担医疗机构环境清洁服务的机构或部门,应符合以下要求:

a）建立完善的环境清洁质量管理体系,在环境清洁服务的合同中充分体现环境清洁对医院感染预防与控制的重要性。

b）基于医疗机构的诊疗服务特点和环境污染的风险等级，建立健全质量管理文件、程序性文件和作业指导书。开展清洁与消毒质量审核，并将结果及时报告至院方。

c）应对所有环境清洁服务人员开展上岗培训和定期培训。培训内容应包括医院感染预防的基本知识与基本技能。

5 清洁与消毒原则

5.1 应遵循先清洁再消毒的原则，采取湿式卫生的清洁方式。

5.2 根据风险等级和清洁等级要求制定标准化操作规程，内容应包括清洁与消毒的工作流程、作业时间和频率、使用的清洁剂与消毒剂名称、配制浓度、作用时间以及更换频率等。

5.3 应根据环境表面和污染程度选择适宜的清洁剂。

5.4 有明确病原体污染的环境表面，应根据病原体抗力选择有效的消毒剂，消毒剂的选择参考 WS/T 367 执行。消毒产品的使用按照其使用说明书执行。

5.5 无明显污染时可采用消毒湿巾进行清洁与消毒。

5.6 清洁病房或诊疗区域时，应有序进行，由上而下，由里到外，由轻度污染到重度污染；有多名患者共同居住的病房，应遵循清洁单元化操作。

5.7 实施清洁与消毒时应做好个人防护，不同区域环境清洁人员个人防护应符合附录 B 的规定。工作结束时应做好手卫生与人员卫生处理，手卫生应执行 WS/T 313 的要求。

5.8 对高频接触、易污染、难清洁与消毒的表面，可采取屏障保护措施，用于屏障保护的覆盖物（如塑料薄膜、铝箔等）实行一用一更换。

5.9 清洁工具应分区使用，实行颜色标记。

5.10 宜使用微细纤维材料的擦拭布巾和地巾。

5.11 对精密仪器设备表面进行清洁与消毒时,应参考仪器设备说明书,关注清洁剂与消毒剂的兼容性,选择适合的清洁与消毒产品。

5.12 在诊疗过程中发生患者体液、血液等污染时,应随时进行污点清洁与消毒。

5.13 环境表面不宜采用高水平消毒剂进行日常消毒。使用中的新生儿床和暖箱内表面,日常清洁应以清水为主,不应使用任何消毒剂。

5.14 不应将使用后或污染的擦拭布巾或地巾重复浸泡至清洁用水、使用中清洁剂和消毒剂内。

6 日常清洁与消毒

6.1 医疗机构应将所有部门与科室按风险筹级,划分为低度风险区域、中度风险区域和高度风险区域。

6.2 不同风险区域应实施不同等级的环境清洁与消毒管理,具体要求见表 1。

6.3 应遵守清洁与消毒原则。

6.4 被患者体液、血液、排泄物、分泌物等污染的环境表面,应先采用可吸附的材料将其清除,再根据污染的病原体特点选用适宜的消毒剂进行消毒。

6.5 常用环境表面消毒方法见附录 C。

6.6 在实施清洁与消毒时,应设有醒目的警示标志。

7 强化清洁与消毒

7.1 下列情况应强化清洁与消毒:

　　a)发生感染暴发时,如不动杆菌属、艰难梭菌、诺如病毒等感染暴发;

b）环境表面检出多重耐药菌,如耐甲氧西林金黄色葡萄球菌（MRSA）、产超广谱 β 内酰胺酶（ESBLs）细菌以及耐碳青霉烯类肠杆菌科细菌（CRE）等耐药菌。

7.2 强化清洁与消毒时,应落实接触传播、飞沫传播和空气传播的隔离措施,具体参照 WS/T 311 执行。

7.3 强化清洁与消毒时,应增加清洁与消毒频率,并根据病原体类型选择消毒剂,消毒剂的选择和消毒方法见附录 C。

7.4 对感染朊病毒、气性坏疽、不明原因病原体的患者周围环境的清洁与消毒措施应参照 WS/T 367 执行。

7.5 应开展环境清洁与消毒质量评估工作,并关注引发感染暴发的病原体在环境表面的污染情况。

8 清洁工具复用处理要求

8.1 医疗机构宜按病区或科室的规模设立清洁工具复用处理的房间,房间应具备相应的处理设施和储存条件,并保持环境干燥、通风换气。

8.2 清洁工具的数量、复用处理设施应满足病区或科室规模的需要。

8.3 清洁工具使用后应及时清洁与消毒,干燥保存,其复用处理方式包括手工清洗和机械清洗。

8.3.1 清洁工具的手工清洗与消毒应执行 WS/T 367 的要求。

8.3.2 有条件的医疗机构宜采用机械清洗、热力消毒、机械干燥、装箱备用的处理流程。热力消毒要求 A_0 值达到 600 及以上,相当于 80℃持续时间 10min, 90℃持续时间 1min,或 93℃持续时间 30s。

8.4 当需要对清洁工具复用处理质量进行考核时,可参照 GB 15982 执行。

附　录

表 1　不同等级的风险区域的日常清洁与消毒管理

风险等级	环境清洁等级分类	方式	频率/次·d⁻¹	标准
低度风险区域	清洁级	湿式卫生	1~2	要求达到区域内环境干净、干燥、无尘、无污垢、无碎屑、无异味等
中度风险区域	卫生级	湿式卫生，可采用清洁剂辅助清洁	2	要求达到区域内环境表面菌落总数 ≤10CFU/cm^2，或自然菌减少 1 个对数值以上
高度风险区域	消毒级	湿式卫生，可采用清洁剂辅助清洁	≥2	要求达到区域内环境表面菌落总数符合 GB 15982 要求
		高频接触的环境表面，实施中、低水平消毒	≥2	

注 1：各类风险区域的环境表面一旦发生患者体液、血液、排泄物、分泌物等污染时应立即实施污点清洁与消毒。

注 2：凡开展侵入性操作、吸痰等高度危险诊疗活动结束后，应立即实施环境清洁与消毒。

注 3：在明确病原体污染时，可参考 WS/T 367 提供的方法进行消毒。

附 录 A
（规范性附录）
医疗机构环境清洁卫生质量审核方法与标准

A.1 医疗机构环境清洁卫生审核方法

A.1.1 目测法

采用格式化的现场检查表格,培训考核人员,统一考核评判方法与标准,以目测检查环境是否干净、干燥、无尘、无污垢、无碎屑、无异味等。

A.1.2 化学法

A.1.2.1 荧光标记法

将荧光标记在邻近患者诊疗区域内高频接触的环境表面。在环境清洁服务人员实施清洁工作前预先标记,清洁后借助紫外线灯检查荧光标记是否被有效清除,计算有效的荧光标记清除率,考核环境清洁工作质量。

A.1.2.2 荧光粉迹法

将荧光粉撒在邻近患者诊疗区域内高频接触的环境表面。在环境清洁服务人员实施清洁工作前预先标记,清洁后借助紫外线灯检查荧光粉是否被扩散,统计荧光粉扩散的处数,考核环境清洁工作 "清洁单元" 的依从性。

A.1.2.3 ATP 法

按照 ATP 监测产品的使用说明书执行。记录监测表面的相对光单位值（RLU）,考核环境表面清洁工作质量。

A.1.3 微生物法

A.1.3.1 环境微生物考核方法参考 GB 15982。

A.1.3.2 清洁工具复用处理后的微生物考核指标,采样方法和评价方法应参考 GB 15982 的相关规定。

A.2 医疗机构环境清洁卫生质量审核标准

医疗机构环境清洁卫生质量审核标准见表 A.1。

表 A.1 医疗机构环境清洁卫生质量审核标准

风险等级	清洁卫生管理等级	审核标准				
			化学法			微生物法
		目测法	荧光标记法	荧光粉迹法	ATP 法	
低度风险区域	清洁级	整洁卫生、无尘、无碎屑、无异味等	无要求	无要求	无要求	无要求
中度风险区域	卫生级	整洁卫生、无污垢、无污迹、无异味等	质量抽查使用,无荧光痕迹	质量抽查使用,无荧光粉扩散	质量抽查使用,合格标准按产品说明书规定	细菌菌落总数≤10CFU/cm² 或自然菌减少 1 个对数值以上
高度风险区域	消毒级	整洁卫生、无污垢、无污迹、无异味等	定期质量抽查使用,无荧光痕迹	定期质量抽查使用,无荧光粉扩散	定期质量抽查使用,合格标准按产品说明书规定	参考 GB 15982,按不同环境类别评判

附 录 B
（规范性附录）
环境清洁人员个人防护用品选择

环境清洁人员个人防护用品的选择见表 B.1。

表 B.1 环境清洁人员个人防护用品选择

风险等级	工作服	手套	专用鞋／鞋套	口罩	帽子	隔离衣／防水围裙	护目镜／面罩
低度风险区域	+	±	±	−	−	−	−
中度风险区域	+	+	±	+	±	−	−
高度风险区域	+	+	+／±	++／+	+	±	±

注 1："++"表示应使用 N95 口罩，"+"表示应使用，"±"表示可使用或按该区域的个人防护要求使用，"−"表示可以不使用。

注 2：处理患者体液、血液、排泄物、分泌物等污染物、医疗废物和消毒液配制时，应佩戴上述所有个人防护物品。

附 录 C
（规范性附录）
环境表面常用消毒方法

环境表面常用消毒剂杀灭微生物效果见表 C.1。

表 C.1　环境表面常用消毒剂杀灭微生物效果

消毒剂	消毒水平	细菌			真菌	病毒	
		繁殖体	结核杆菌	芽孢		亲脂类（有包膜）	亲水类（无包膜）
含氯消毒剂	高水平	+	+	+	+	+	+
二氧化氯	高水平	+	+	+	+	+	+
过氧乙酸	高水平	+	+	+	+	+	+
过氧化氢	高水平	+	+	+	+	+	+
碘类	中水平	+	+	−	+	+	+
醇类	中水平	+	+	−	+	+	−
季铵盐类[a]	低水平	+	−	−	+	+	−

注："+"表示正确使用时，正常浓度的化学消毒剂可以达到杀灭微生物的效果。
　　"−"表示较弱的杀灭作用或没有杀灭效果。
a 部分双长链季铵盐类为中效消毒剂。

环境表面常用的消毒方法见表 C.2。

表 C.2 环境表面常用消毒方法

消毒产品	使用浓度（有效成分）	作用时间	使用方法	适用范围	注意事项
含氯消毒剂	400~700mg/L	> 10min	擦拭、拖地	细菌繁殖体、结核杆菌、真菌、亲脂类病毒	对人体有刺激作用；对金属有腐蚀作用；对织物、皮草类有漂白作用；有机物污染对其杀菌效果影响很大
	2 000~5 000mg/L	> 30min	擦拭、拖地	所有细菌（含芽孢）、真菌、病毒	
二氧化氯	100~250mg/L	30min	擦拭、拖地	细菌繁殖体、结核杆菌、真菌、亲脂类病毒	对金属有腐蚀作用；有机物污染对其杀菌效果影响很大
	500~1 000mg/L	30min	擦拭、拖地	所有细菌（含芽孢）、真菌、病毒	
过氧乙酸	1 000~2 000mg/L	30min	擦拭	所有细菌（含芽孢）、真菌、病毒	对人体有刺激作用；对金属有腐蚀作用；对织物、皮草类有漂白作用
过氧化氢	3%	30min	擦拭	所有细菌（含芽孢）、真菌、病毒	对人体有刺激作用；对金属有腐蚀作用；对织物、皮草类有漂白作用

消毒产品	使用浓度（有效成分）	作用时间	使用方法	适用范围	注意事项
碘伏	0.2%~0.5%	0min	擦拭	除芽孢外的细菌、真菌、病毒	主要用于采样瓶和部分医疗器械表面消毒；对二价金属制品有腐蚀性；不能用于硅胶导尿管消毒
醇类	70%~80%	5min	擦拭	细菌繁殖体、结核杆菌、真菌、亲脂类病毒	易挥发、易燃,不宜大面积使用
季铵盐类	1 000~2 000mg/L	15~30min	擦拭、拖地	细菌繁殖体、真菌、亲脂类病毒	不宜与阴离子表面活性剂如肥皂、洗衣粉等合用
自动化过氧化氢喷雾消毒器	按产品说明使用	按产品说明使用	喷雾	环境表面耐药菌等病原微生物的污染	有人情况下不得使用
紫外线辐射	按产品说明使用	按产品说明使用	照射	环境表面耐药菌等病原微生物的污染	有人情况下不得使用
消毒湿巾	按产品说明使用	按产品说明使用	擦拭	依据病原微生物特点选择消毒剂,按产品说明使用	日常消毒；湿巾遇污染或擦拭时无水迹应丢弃

文 件 3

ICS 11.020
C 05

WS

中华人民共和国卫生行业标准

WS 310.1—2016
代替 WS 310.1—2009

医院消毒供应中心
第 1 部分：管理规范

Central sterile supply department（CSSD）—
Part 1：Management standard

2016-12-27 发布　　　　　　　　　　2017-06-01 实施

中华人民共和国国家卫生和计划生育委员会　　　发布

前　言

本部分 4.1.2、4.1.5、4.1.7、7.2.1、7.2.6、8.6、10.2 为推荐性条款,其余为强制性条款。

根据《中华人民共和国传染病防治法》和《医院感染管理办法》制定本标准。

WS 310《医院消毒供应中心》是从诊疗器械相关医院感染预防与控制的角度,对医院消毒供应中心的管理、操作、监测予以规范的标准,由以下三个部分组成:

——第 1 部分:管理规范;

——第 2 部分:清洗消毒及灭菌技术操作规范;

——第 3 部分:清洗消毒及灭菌效果监测标准。

本部分为 WS 310 的第 1 部分。

本部分按照 GB/T 1.1—2009 给出的规则起草。

本部分代替 WS 310.1—2009。除编辑性修改外主要技术变化如下:

  ——在适用范围中,删除了"暂未实行消毒供应工作集中管理的医院,其手术部(室)的消毒供应工作应执行本标准"和"已采取污水集中处理的其他医疗机构可参照使用"的要求;

  ——增加了关于 CSSD 信息化建设的要求(见 4.1.5),并提供了资料性附录 A;

  ——补充了植入物与外来器械的管理要求(见 4.1.6);

  ——增加了对采用其他医院或消毒服务机构提供消毒灭菌服务的医院的消毒供应管理要求(见 4.1.8);

  ——增加了对建立植入物与外来医疗器械专岗负责制、

定期进行工作质量分析的要求（见 4.3.2）；

——增加了对工作区域化学物质容许浓度的要求和采用其他医院或消毒服务机构提供消毒灭菌服务的医院收集、暂存、交接区域的建筑要求（见 7.2.7、7.3）；

——增加了对水处理设备和环境有害气体浓度超标报警器的要求（见 8.4、8.6）；

——增加了最终灭菌包装材料符合 YY/T 0698 的相应要求（见 9.8）；

——增加了第 10 章对灭菌蒸汽用水和蒸汽冷凝物质量指标的要求，参照 GB 8599 的要求，提供了资料性附录 B。

本部分工作区域的温度、相对湿度和照度要求部分参照了美国 ANSI/AAMI ST79：2010 医疗设备中蒸汽消毒和灭菌保证综合指南（ANSI/AAMI ST79：2010 Comprehensive guide to steam sterilization and sterility assurance in health care facilities）。

本部分主要起草单位：国家卫生计生委医院管理研究所、广州市第一人民医院、北京大学第一医院、北京协和医院、中国疾病预防控制中心、上海瑞金医院、浙江省疾病预防控制中心、四川大学华西医院、浙江大学邵逸夫医院、北京大学第三医院、北京大学口腔医院、北京大学人民医院、泰达国际心血管病医院、广东省中山市小榄人民医院、北京市卫生监督所、煤炭总医院、北京朝阳医院。

本部分主要起草人：巩玉秀、冯秀兰、付强、李六亿、任伍爱、张青、张流波、李新武、钱黎明、张宇、周彬、么莉、黄靖雄、胡国庆、黄浩、王亚娟、袁晓宁、刘翠梅、武迎宏、赵云呈、姜华、裴红生、钟秀玲、李保华。

本部分所代替标准历次版本发布情况为：

——WS 310.1—2009。

医院消毒供应中心
第 1 部分：管理规范

1　范围

　　WS 310 的本部分规定了医院消毒供应中心（central sterile supply department，CSSD）管理要求、基本原则、人员要求、建筑要求、设备设施、耗材要求及水与蒸汽质量要求。

　　本部分适用于医院和为医院提供消毒灭菌服务的消毒服务机构。

2　规范性引用文件

　　下列文件对于本文件的应用是必不可少的。凡是注日期的引用文件，仅注日期的版本适用于本文件。凡是不注日期的引用文件，其最新版本（包括所有的修改单）适用于本文件。

　　GB 5749　生活饮用水卫生标准

　　GB/T 19633　最终灭菌医疗器械的包装

　　GBZ 2.1　工作场所有害因素职业接触限制　第 1 部分：化学有害因素

　　WS 310.2　医院消毒供应中心　第 2 部分：清洗消毒及灭菌技术操作规范

　　WS 310.3　医院消毒供应中心　第 3 部分：清洗消毒及灭菌效果监测标准

　　WS/T 367　医疗机构消毒技术规范

　　YY/T 0698.2　最终灭菌医疗器械包装材料　第 2 部分：灭菌包裹材料　要求和试验方法

YY/T 0698.4　最终灭菌医疗器械包装材料　第4部分：纸袋　要求和试验方法

YY/T 0698.5　最终灭菌医疗器械包装材料　第5部分：透气材料与塑料膜组成的可密封组合袋和卷材　要求和试验方法

YY/T 0698.8　最终灭菌医疗器械包装材料　第8部分：蒸汽灭菌器用重复性使用灭菌容器　要求和试验方法

3　术语和定义

WS 310.2, WS 310.3 界定的以及下列术语和定义适用于本文件。

3.1

消毒供应中心　central sterile supply department; CSSD

医院内承担各科室所有重复使用诊疗器械、器具和物品清洗、消毒、灭菌以及无菌物品供应的部门。

3.2

CSSD 集中管理　central management

CSSD 面积满足需求，重复使用的诊疗器械、器具和物品回收至 CSSD 集中进行清洗、消毒或灭菌的管理方式；如院区分散、CSSD 分别设置，或现有 CSSD 面积受限，已在手术室设置清洗消毒区域的医院，其清洗、消毒或灭菌工作集中由 CSSD 统一管理，依据 WS 310.1~WS 310.3 进行规范处置的也属集中管理。

3.3

去污区　decontamination area

CSSD 内对重复使用的诊疗器械、器具和物品，进行回收、分类、清洗、消毒（包括运送器具的清洗消毒等）的区域，为污染区域。

3.4

检查包装及灭菌区　inspection, packing and sterilization area

CSSD 内对去污后的诊疗器械、器具和物品，进行检查、装配、包装及灭菌(包括敷料制作等)的区域,为清洁区域。

3.5

无菌物品存放区　sterile storage area

CSSD 内存放、保管、发放无菌物品的区域,为清洁区域。

3.6

去污　decontamination

去除被处理物品上的有机物、无机物和微生物的过程。

3.7

植入物　implant

放置于外科操作形成的或者生理存在的体腔中,留存时间为 30d 或者以上的可植入性医疗器械。

注:本标准特指非无菌、需要医院进行清洗消毒与灭菌的植入性医疗器械。

3.8

外来医疗器械　loaner

由器械供应商租借给医院可重复使用,主要用于与植入物相关手术的器械。

4　管理要求

4.1　医院

4.1.1　应采取集中管理的方式,对所有需要消毒或灭菌后重复使用的诊疗器械、器具和物品由 CSSD 负责回收、清洗、消毒、灭菌和供应。

4.1.2　内镜、口腔器械的清洗消毒,可以依据国家相关标准进行处理,也可集中由 CSSD 统一清洗、消毒和(或)灭菌。

4.1.3　CSSD 应在院领导或相关职能部门的直接领导下开展工作。

4.1.4　应将 CSSD 纳入本机构的建设规划,使之与本机构的规模、任务和发展规划相适应;应将消毒供应工作管理纳入医疗质量管理,保障医疗安全。

4.1.5 宜将 CSSD 纳入本机构信息化建设规划,采用数字化信息系统对 CSSD 进行管理。CSSD 信息系统基本要求参见附录 A。

4.1.6 医院对植入物与外来医疗器械的处置及管理应符合以下要求:

a)应以制度明确相关职能部门、临床科室、手术室、CSSD 在植入物与外来医疗器械的管理、交接和清洗、消毒、灭菌及提前放行过程中的责任。

b)使用前应由本院 CSSD(或依据 4.1.8 规定与本院签约的消毒服务机构)遵照 WS 310.2 和 WS 310.3 的规定清洗、消毒、灭菌与监测;使用后应经 CSSD 清洗消毒方可交还。

c)应与器械供应商签订协议,要求其做到:

1)提供植入物与外来医疗器械的说明书(内容应包括清洗、消毒、包装、灭菌方法与参数)

2)应保证足够的处置时间,择期手术最晚应于术前日 15 时前将器械送达 CSSD,急诊手术应及时送达。

d)应加强对 CSSD 人员关于植入物与外来医疗器械处置的培训。

4.1.7 鼓励符合要求并有条件医院的 CSSD 为附近医疗机构提供消毒供应服务。

4.1.8 采用其他医院或消毒服务机构提供消毒灭菌服务的医院,消毒供应管理应符合以下要求:

a)应对提供服务的医院或消毒服务机构的资质(包括具有医疗机构执业许可证或工商营业执照,并符合环保等有关部门管理规定)进行审核;

b)应对其 CSSD 分区、布局、设备设施、管理制度(含突发事

件的应急预案)及诊疗器械回收、运输、清洗、消毒、灭菌操
作流程等进行安全风险评估,签订协议,明确双方的职责;

c) 应建立诊疗器械、器具和物品交接与质量检查及验收制
度,并设专人负责;

d) 应定期对其清洗、消毒、灭菌工作进行质量评价;

e) 应及时向消毒服务机构反馈质量验收、评价及使用过程
存在的问题,并要求落实改进措施。

4.2 相关部门管理职责与要求

4.2.1　应在主管院长领导下,在各自职权范围内,履行对
CSSD 的相应管理职责。

4.2.2　主管部门应履行以下职责:

a) 会同相关部门,制定落实 CSSD 集中管理的方案与计划,
研究、解决实施中的问题;

b) 会同人事管理部门,根据 CSSD 的工作量合理调配工作
人员;

c) 负责 CSSD 清洗、消毒、包装、灭菌等工作的质量管理,制
定质量指标,并进行检查与评价;

d) 建立并落实对 CSSD 人员的岗位培训制度;将消毒供应
专业知识、医院感染相关预防与控制知识及相关的法
律、法规纳入 CSSD 人员的继续教育计划,并为其学习、
交流创造条件。

4.2.3　护理管理、医院感染管理、设备及后勤管理等部门还
应履行以下职责:

a) 对 CSSD 清洗、消毒、灭菌工作和质量监测进行指导和监
督,定期进行检查与评价;

b) 发生可疑医疗器械所致的医源性感染时,组织、协调
CSSD 和相关部门进行调查分析,提出改进措施;

c）对 CSSD 新建、改建与扩建的设计方案进行卫生学审议；对清洗消毒与灭菌设备的配置与性能要求提出意见；

d）负责设备购置的审核（合格证、技术参数）建立对厂家设备安装、检修的质量审核、验收制度；专人负责 CSSD 设备的维护和定期检修，并建立设备档案；

e）保证 CSSD 的水、电、压缩空气及蒸汽的供给和质量，定期进行设施、管道的维护和检修；

f）定期对 CSSD 所使用的各类数字仪表如压力表、温度表等进行校验，并记录备查。

4.2.4 物资供应、教育及科研等其他部门，应在 CSSD 主管院长或职能部门的协调下履行相关职责，保障 CSSD 的工作需要。

4.3 消毒供应中心

4.3.1 应建立健全岗位职责、操作规程、消毒隔离、质量管理、监测、设备管理、器械管理及职业安全防护等管理制度和突发事件的应急预案。

4.3.2 应建立植入物与外来医疗器械专岗负责制，人员应相对固定。

4.3.3 应建立质量管理追溯制度，完善质量控制过程的相关记录。

4.3.4 应定期对工作质量进行分析，落实持续改进。

4.3.5 应建立与相关科室的联系制度，并主要做好以下工作：

a）主动了解各科室专业特点、常见的医院感染及原因，掌握专用器械、用品的结构、材质特点和处理要点；

b）对科室关于灭菌物品的意见有调查、反馈、落实，并有记录。

5 基本原则

5.1 CSSD 的清洗消毒及监测工作应符合 WS 310.2 和 WS

310.3 的规定。

5.2 诊疗器械、器具和物品使用后应及时清洗、消毒、灭菌，再处理应符合以下要求：

    a）进入人体无菌组织、器官、腔隙，或接触人体破损的皮肤和黏膜的诊疗器械、器具和物品应进行灭菌；

    b）接触完整皮肤、黏膜的诊疗器械、器具和物品应进行消毒；

    c）被朊病毒、气性坏疽及突发原因不明的传染病病原体污染的诊疗器械、器具和物品，应执行 WS/T 367 的规定。

6 人员要求

6.1 医院应根据 CSSD 的工作量及各岗位需求，科学、合理配置具有执业资格的护士、消毒员和其他工作人员。

6.2 CSSD 的工作人员应当接受与其岗位职责相应的岗位培训，正确掌握以下知识与技能：

    a）各类诊疗器械、器具和物品的清洗、消毒、灭菌的知识与技能；

    b）相关清洗消毒、灭菌设备的操作规程；

    c）职业安全防护原则和方法；

    d）医院感染预防与控制的相关知识；

    e）相关的法律、法规、标准、规范。

6.3 应建立 CSSD 工作人员的继续教育制度，根据专业进展，开展培训，更新知识。

7 建筑要求

7.1 基本原则

    医院 CSSD 的新建、扩建和改建，应遵循医院感染预防与控制的原则,遵守国家法律法规对医院建筑和职业防护的相关要求,进行充分论证。

7.2 基本要求

7.2.1 CSSD宜接近手术室、产房和临床科室,或与手术室之间有物品直接传递专用通道,不宜建在地下室或半地下室。

7.2.2 周围环境应清洁、无污染源,区域相对独立;内部通风、采光良好。

7.2.3 建筑面积应符合医院建设方面的有关规定并与医院的规模、性质、任务相适应,兼顾未来发展规划的需要。

7.2.4 建筑布局应分为辅助区域和工作区域。辅助区域包括工作人员更衣室、值班室、办公室、休息室、卫生间等。工作区域包括去污区、检查包装及灭菌区(含独立的敷料制备或包装间)和无菌物品存放区。

7.2.5 工作区域划分应遵循以下基本原则:

　　a)物品由污到洁,不交叉、不逆流;

　　b)空气流向由洁到污;采用机械通风的,去污区保持相对负压,检查包装及灭菌区保持相对正压。

7.2.6 工作区域温度、相对湿度、机械通风的换气次数宜符合表1要求;照明宜符合表2的要求。

表1　工作区域温度、相对湿度及机械通风换气次数要求

工作区域	温度/℃	相对湿度/%	换气次数/次·h^{-1}
去污区	16~21	30~60	≥10
检查包装及灭菌区	20~23	30~60	≥10
无菌物品存放区	低于24	低于70	4~10

表2 工作区域照明要求

工作面 / 功能	最低照度/lx	平均照度/lx	最高照度/lx
普通检查	500	750	1 000
精细检查	1 000	1 500	2 000
清洗池	500	750	1 000
普通工作区域	200	300	500
无菌物品存放区域	200	300	500

7.2.7 工作区域中化学物质浓度应符合 GBZ 2.1 的要求。

7.2.8 工作区域设计与材料要求,应符合以下要求:

a) 去污区、检查包装及灭菌区和无菌物品存放区之间应设实际屏障。

b) 去污区与检查包装及灭菌区之间应设物品传递窗;并分别设人员出入缓冲间(带)。

c) 缓冲间(带)应设洗手设施,采用非手触式水龙头开关。无菌物品存放区内不应设洗手池。

d) 检查包装及灭菌区设专用洁具间的应采用封闭式设计。

e) 工作区域的天花板、墙壁应无裂隙,不落尘,便于清洗和消毒;地面与墙面踢脚及所有阴角均应为弧形设计;电源插座应采用防水安全型;地面应防滑、易清洗、耐腐蚀;地漏应采用防返溢式;污水应集中至医院污水处理系统。

7.3 采用院外服务的要求

采用其他医院或消毒服务机构提供消毒灭菌服务的医院,应分别设污染器械收集暂存间及灭菌物品交接发放间。两房间应互不交叉、相对独立。

8 设备设施

8.1 清洗消毒设备及设施：医院应根据 CSSD 的规模、任务及工作量，合理配置清洗消毒设备及配套设施。设备设施应符合国家相关规定。

应配有污物回收器具、分类台、手工清洗池、压力水枪、压力气枪、超声清洗装置、干燥设备及相应清洗用品等。

应配备机械清洗消毒设备。

8.2 检查、包装设备 应配有器械检查台、包装台、器械柜、敷料柜、包装材料切割机、医用热封机、清洁物品装载设备及带光源放大镜、压力气枪、绝缘检测仪等。

8.3 灭菌设备及设施：应配有压力蒸汽灭菌器、无菌物品装、卸载设备等。根据需要配备灭菌蒸汽发生器、干热灭菌和低温灭菌及相应的监测设备。各类灭菌设备应符合国家相关标准，并设有配套的辅助设备。

8.4 应配有水处理设备。

8.5 储存、发放设施：应配备无菌物品存放设施及运送器具等。

8.6 宜在环氧乙烷、过氧化氢低温等离子、低温甲醛蒸汽灭菌等工作区域配置相应环境有害气体浓度超标报警器。

8.7 防护用品：根据工作岗位的不同需要，应配备相应的个人防护用品，包括圆帽、口罩、隔离衣或防水围裙、手套、专用鞋、护目镜、面罩等。去污区应配置洗眼装置。

9 耗材要求

9.1 医用清洗剂：应符合国家相关标准和规定。根据器械的材质、污染物种类，选择适宜的清洗剂，使用遵循厂家产品说明书。

9.2 碱性清洗剂：pH > 7.5，对各种有机物有较好的去除作用,对金属腐蚀性小,不会加快返锈的现象。

9.3 中性清洗剂:pH 6.5~7.5,对金属无腐蚀。

9.4 酸性清洗剂:pH < 6.5,对无机固体粒子有较好的溶解去除作用,对金属物品的腐蚀性小。

9.5 酶清洗剂:含酶的清洗剂,有较强的去污能力,能快速分解蛋白质等多种有机污染物。

9.6 消毒剂:应符合国家相关标准和规定,并对器械腐蚀性较低。

9.7 医用润滑剂:应为水溶性,与人体组织有较好的相容性。不应影响灭菌介质的穿透性和器械的机械性能。

9.8 包装材料:最终灭菌医疗器械包装材料应符合 GB/T 19633 的要求。皱纹纸、无纺布、纺织品还应符合 YY/T 0698.2 的要求;纸袋还应符合 YY/T 0698.4 的要求;纸塑袋还应符合 YY/T 0698.5 的要求;硬质容器还应符合 YY/T 0698.8 的要求。

普通棉布应为非漂白织物,除四边外不应有缝线,不应缝补;初次使用前应高温洗涤,脱脂去浆。

开放式储槽不应用作无菌物品的最终灭菌包装材料。

9.9 消毒灭菌监测材料:应符合国家相关标准和规定,在有效期内使用。自制测试标准包应符合 WS/T 367 的相关要求。

10 水与蒸汽质量要求

10.1 清洗用水:应有自来水、热水、软水、经纯化的水供应。自来水水质应符合 GB 5749 的规定;终末漂洗用水的电导率应 $\leqslant 15\mu S/cm(25℃)$。

10.2 灭菌蒸汽:灭菌蒸汽供给水的质量指标见附录 B 的 B.1。蒸汽冷凝物用于反映压力蒸汽灭菌器蒸汽的质量,主要指标见附录 B 的 B.2。

附 录 A

（资料性附录）

CSSD 信息系统基本要求

A.1 CSSD 信息系统基本功能要求

CSSD 信息系统基本功能包括管理功能和质量追溯功能。
管理功能内容如下：

a）CSSD 人员管理功能，至少包括人员权限设置，人员培训等；

b）CSSD 物资管理功能，至少包括无菌物品预订、储存、发放管理、设备管理、手术器械管理、外来医疗器械与植入物管理等；

c）CSSD 分析统计功能，至少包括成本核算、人员绩效统计等；

d）CSSD 质量控制功能，至少包括预警功能等。

CSSD 质量可追溯功能内容如下：

a）记录复用无菌物品处理各环节的关键参数，包括回收、清洗、消毒、检查包装、灭菌、储存发放、使用等信息，实现可追溯；

b）追溯功能通过记录监测过程和结果（监测内容参照 WS 310.3），对结果进行判断，提示预警或干预后续相关处理流程。

A.2 CSSD 信息系统技术要求

A.2.1 对追溯的复用无菌用品设置唯一性编码。

A.2.2 在各追溯流程点(工作操作岗位)设置数据采集终端,进行数据采集形成闭环记录。

A.2.3 追溯记录应客观、真实、及时,错误录入更正需有权限并留有痕迹。

A.2.4 记录关键信息内容包括:操作人、操作流程、操作时间、操作内容等。

A.2.5 手术器械包的标识随可追溯物品回到 CSSD。

A.2.6 追溯信息至少能保留 3 年。

A.2.7 系统具有和医院相关信息系统对接的功能。

A.2.8 系统记录清洗、消毒、灭菌关键设备运行参数。

A.2.9 系统具有备份防灾机制。

附录 B
（资料性附录）
压力蒸汽灭菌器蒸汽供给水与蒸汽冷凝物质量指标

B.1 压力蒸汽灭菌器供给水质量指标参见表 B.1。

表 B.1 压力蒸汽灭菌器供给水的质量指标

项目	指标
蒸发残留	≤ 10mg/L
氧化硅（SiO_2）	≤ 1mg/L
铁	≤ 0.2mg/L
镉	≤ 0.005mg/L
铅	≤ 0.05mg/L
除铁、镉、铅以外的其他重金属	≤ 0.1mg/L
氯离子（Cl^-）	≤ 2mg/L
磷酸盐（P_2O_5）	≤ 0.5mg/L
电导率（25℃时）	≤ 5μS/cm
pH	5.0~7.5
外观	无色、洁净、无沉淀
硬度（碱性金属离子的总量）	≤ 0.02mmol/L

B.2 压力蒸汽灭菌器蒸汽冷凝物质量指标参见表 B.2。

表 B.2 蒸汽冷凝物的质量指标

项目	指标
氧化硅（SiO_2）	≤ 0.1mg/L
铁	≤ 0.1mg/L
镉	≤ 0.005mg/L
铅	≤ 0.05mg/L
除铁、镉、铅以外的重金属	≤ 0.1mg/L
氯离子（Cl^-）	≤ 0.1mg/L
磷酸盐（P_2O_5）	≤ 0.1mg/L
电导率（25℃时）	≤ 3μS/cm
pH	5~7
外观	无色、洁净、无沉淀
硬度（碱性金属离子的总量）	≤ 0.02mmol/L

ICS 11.020
C 05

WS

中华人民共和国卫生行业标准

WS 310.2—2016
代替 WS 310.2—2009

医院消毒供应中心
第 2 部分：清洗消毒及灭菌技术
操作规范

Central sterile supply department（CSSD）—
Part 2：Standard for operating procedure of cleaning，
disinfection and sterilization

2016-12-27 发布   2017-06-01 实施

中华人民共和国国家卫生和计划生育委员会   发布

前　言

本部分 5.5.1、5.5.2、5.5.3、5.7.5、5.7.7、5.7.8、5.8.1.4、5.8.1.8b）2）、5.8.1.8b）5）、5.9.5a）、5.9.5c）为推荐性条款，其余为强制性条款。

根据《中华人民共和国传染病防治法》和《医院感染管理办法》制定本标准。

WS 310《医院消毒供应中心》是从诊疗器械相关医院感染预防与控制的角度，对医院消毒供应中心的管理、操作、监测予以规范的标准，由以下三个部分组成：

——第 1 部分：管理规范；

——第 2 部分：清洗消毒及灭菌技术操作规范；

——第 3 部分：清洗消毒及灭菌效果监测标准。

本部分为 WS 310 的第 2 部分。

本部分按照 GB/T 1.1—2009 给出的规则起草。

本部分代替 WS 310.2—2009。除编辑性修改外主要技术变化如下：

——在适用范围中，删除了"暂未实行消毒供应工作集中管理的医院，其手术部（室）的消毒供应工作应执行本标准"和"已采取污水集中处理的其他医疗机构可参照使用"的要求；

——调整了术语，植入物从本标准调整至 WS 310.1；A_0 值和管腔器械从 WS 310.3 调整至本标准；增加了 3.14 湿包和 3.15 精密器械的定义；

——删除了第 6 章"被朊病毒、气性坏疽及突发原因不明的传染病病原体污染的诊疗器械、器具和物品的处理流

程",改为"应遵循 WS/T 367 的规定进行处理"(见 4.1);

——增加了外来医疗器械及植入物的交接、运送及包装、清洗方法、使用后清洗消毒等要求(见 4.7);

——增加了精密器械保护措施、使用后的处理的要求(见 5.1.1、5.1.2);

——增加了湿热消毒用水的要求(见 5.4.2);调整了湿热消毒的温度与时间(见 5.4.3);

——增加了管腔器械内残留水迹的干燥处理方法(见 5.5.3);

——修改了压力蒸汽灭菌器压力参数范围(见 5.8.1.6);

——删除了干热灭菌、环氧乙烷灭菌、过氧化氢低温等离子体灭菌、低温甲醛蒸气灭菌程序、参数及注意事项的具体要求,改为符合 WS/T 367 的规定,并应遵循生产厂家使用说明书;

——调整了灭菌物品储存架或柜放置要求(见 5.9.2);

——增加了植入物放行要求(见 5.10.2);

——增加了管腔器械内腔清洗的要求(见附录 B 的 B.1);

——细化了清洗消毒器设备运行前准备、检查、装载、设备操作运行和注意事项(见附录 B 的 B.3);

——增加了规范性附录硬质容器的使用与操作要求(见附录 D);

——调整了附录 D 压力蒸汽灭菌器蒸汽和水质量到 WS 310.1。

本部分清洗、消毒、灭菌流程的技术操作部分参照了国际标准:美国 ANSI/AAMI ST79 医疗护理机构压力蒸汽灭菌和无菌保证综合指南(ANSI/AAMI ST79 Comprehensive guide to steam sterilization and sterility assurance in health care facilities)。

本部分主要起草单位：北京大学第一医院、国家卫生计生委医院管理研究所、上海瑞金医院、广州市第一人民医院、北京协和医院、中国疾病预防控制中心、浙江省疾病预防控制中心、四川大学华西医院、浙江大学邵逸夫医院、北京大学第三医院、北京大学口腔医院、泰达国际心血管病医院、广东省中山市小榄医院、黑龙江疾病预防控制中心、北京积水潭医院、北京市卫生监督所、北京朝阳医院。

本部分主要起草人：任伍爱、巩玉秀、钱黎明、冯秀兰、李六亿、张青、张流波、李新武、付强、张宇、周彬、么莉、黄靖雄、胡国庆、黄浩、王亚娟、袁晓宁、刘翠梅、赵云呈、姜华、林玲、陈辉、裴红生、李保华。

本部分所代替标准历次版本发布情况为：

——WS 310.2—2009。

医院消毒供应中心
第 2 部分:清洗消毒及灭菌技术操作规范

1 范围

WS 310 的本部分规定了医院消毒供应中心(central sterile supply department,CSSD)的诊疗器械、器具和物品处理的基本要求、操作流程。

本部分适用于医院和为医院提供消毒灭菌服务的消毒服务机构。

2 规范性引用文件

下列文件对于本文件的应用是必不可少的。凡是注日期的引用文件,仅注日期的版本适用于本文件。凡是不注日期的引用文件,其最新版本(包括所有的修改单)适用于本文件。

GB/T 5750.5 生活饮用水检验标准方法 无机非金属指标

GB/T 19633 最终灭菌医疗器械的包装

WS 310.1 医院消毒供应中心 第 1 部分:管理规范

WS 310.3 医院消毒供应中心 第 3 部分:清洗消毒及灭菌效果监测标准

WS/T 367 医疗机构消毒技术规范

3 术语和定义

WS 310.1,WS 310.3 界定的以及下列术语和定义适用于本文件。

3.1

清洗 cleaning

去除医疗器械、器具和物品上污物的全过程,流程包括冲洗、洗涤、漂洗和终末漂洗。

3.2

冲洗 flushing

使用流动水去除器械、器具和物品表面污物的过程。

3.3

洗涤 washing

使用含有化学清洗剂的清洗用水,去除器械、器具和物品污染物的过程。

3.4

漂洗 rinsing

用流动水冲洗洗涤后器械、器具和物品上残留物的过程。

3.5

终末漂洗 final rinsing

用经纯化的水对漂洗后的器械、器具和物品进行最终的处理过程。

3.6

超声波清洗器 ultrasonic cleaner

利用超声波在水中振荡产生"空化效应"进行清洗的设备。

3.7

清洗消毒器 washer-disinfector

用于清洗消毒诊疗器械、器具和物品的设备。

3.8

闭合 closure

用于关闭包装而没有形成密封的方法。例如反复折叠,以形成一弯曲路径。

3.9

密封 sealing

包装层间连接的结果。

注:密封可以采用诸如粘合剂或热熔法。

3.10

闭合完好性 closure integrity

闭合条件能确保该闭合至少与包装上的其他部分具有相同的阻碍微生物进入的程度。

3.11

包装完好性 package integrity

包装未受到物理损坏的状态。

3.12

湿热消毒 moist heat disinfection

利用湿热使菌体蛋白质变性或凝固,酶失去活性,代谢发生障碍,致使细胞死亡。包括煮沸消毒法、巴斯德消毒法和低温蒸汽消毒法。

3.13

A_0 值 A_0 value

评价湿热消毒效果的指标,指当以 Z 值表示的微生物杀灭效果为 10K 时,温度相当于 80℃的时间(秒)。

3.14

湿包 wet pack

经灭菌和冷却后,肉眼可见包内或包外存在潮湿、水珠等现象的灭菌包。

3.15

精密器械 delicate instruments

结构精细、复杂、易损,对清洗、消毒、灭菌处理有特殊方法和技术要求的医疗器械。

3.16

管腔器械 hollow device

含有管腔,其直径 ≥ 2mm,且其腔体中的任何一点距其与外界相通的开口处的距离≤其内直径的 1 500 倍的器械。

4 诊疗器械、器具和物品处理的基本要求

4.1 通常情况下应遵循先清洗后消毒的处理程序。被朊毒体、气性坏疽及突发原因不明的传染病病原体污染的诊疗器械、器具和物品应遵循 WS/T 367 的规定进行处理。

4.2 应根据 WS 310.1 的规定,选择清洗、消毒或灭菌处理方法。

4.3 清洗、消毒、灭菌效果的监测应符合 WS 310.3 的规定。

4.4 耐湿、耐热的器械、器具和物品,应首选热力消毒或灭菌方法。

4.5 应遵循标准预防的原则进行清洗、消毒、灭菌,CSSD 人员防护着装要求应符合附录 A 的规定。

4.6 设备、器械、物品及耗材使用应遵循生产厂家的使用说明或指导手册。

4.7 外来医疗器械及植入物的处置应符合以下要求:

a) CSSD 应根据手术通知单接收外来医疗器械及植入物;依据器械供应商提供的器械清单,双方共同清点核查、确认、签名,记录应保存备查。

b) 应要求器械供应商送达的外来医疗器械、植入物及盛装容器清洁。

c) 应遵循器械供应商提供的外来医疗器械与植入物的清洗、消毒、包装、灭菌方法和参数。急诊手术器械应及时处理。

d）使用后的外来医疗器械,应由 CSSD 清洗消毒后方可交器械供应商。

5 诊疗器械、器具和物品处理的操作流程

5.1 回收

5.1.1 使用者应将重复使用的诊疗器械、器具和物品与一次性使用物品分开放置;重复使用的诊疗器械、器具和物品直接置于封闭的容器中,精密器械应采用保护措施,由 CSSD 集中回收处理;被朊病毒、气性坏疽及突发原因不明的传染病病原体污染的诊疗器械、器具和物品,使用者应双层封闭包装并标明感染性疾病名称,由 CSSD 单独回收处理。

5.1.2 使用者应在使用后及时去除诊疗器械、器具和物品上的明显污物,根据需要做保湿处理。

5.1.3 不应在诊疗场所对污染的诊疗器械、器具和物品进行清点,应采用封闭方式回收,避免反复装卸。

5.1.4 回收工具每次使用后应清洗、消毒,干燥备用。

5.2 分类

5.2.1 应在 CSSD 的去污区进行诊疗器械、器具和物品的清点、核查。

5.2.2 应根据器械物品材质、精密程度等进行分类处理。

5.3 清洗

5.3.1 清洗方法包括机械清洗、手工清洗。

5.3.2 机械清洗适用于大部分常规器械的清洗。手工清洗适用于精密、复杂器械的清洗和有机物污染较重器械的初步处理。

5.3.3 清洗步骤包括冲洗、洗涤、漂洗、终末漂洗。清洗操作及注意事项应符合附录 B 的要求。

5.3.4 精密器械的清洗,应遵循生产厂家提供的使用说明或指导手册。

5.4 消毒

5.4.1 清洗后的器械、器具和物品应进行消毒处理。方法首选机械湿热消毒,也可采用 75% 乙醇、酸性氧化电位水或其他消毒剂进行消毒。

5.4.2 湿热消毒应采用经纯化的水,电导率 ≤ 15μS/cm(25℃)。

5.4.3 湿热消毒方法的温度、时间应符合表 1 的要求。消毒后直接使用的诊疗器械、器具和物品,湿热消毒温度应 ≥ 90℃,时间 ≥ 5min,或 A_0 值 ≥ 3 000;消毒后继续灭菌处理的,其湿热消毒温度应 ≥ 90℃,时间 ≥ 1min,或 A_0 值 ≥ 600。

表 1 湿热消毒的温度与时间

湿热消毒方法	温度 /℃	最短消毒时间 /min
消毒后直接使用	93	2.5
	90	5
消毒后继续灭菌处理	90	1
	80	10
	75	30
	70	100

5.4.4 酸性氧化电位水的应用见附录 C;其他消毒剂的应用遵循产品说明书。

5.5 干燥

5.5.1 宜首选干燥设备进行干燥处理。根据器械的材质选择适宜的干燥温度,金属类干燥温度 70℃ ~90℃；塑胶类干燥温度 65℃ ~75℃。

5.5.2　不耐热器械、器具和物品可使用消毒的低纤维絮擦布、压力气枪或 ≥ 95% 乙醇进行干燥处理。

5.5.3　管腔器械内的残留水迹,可用压力气枪等进行干燥处理。

5.5.4　不应使用自然干燥方法进行干燥。

5.6　器械检查与保养

5.6.1　应采用目测或使用带光源放大镜对干燥后的每件器械、器具和物品进行检查。器械表面及其关节、齿牙处应光洁,无血渍、污渍、水垢等残留物质和锈斑；功能完好,无损毁。

5.6.2　清洗质量不合格的,应重新处理；器械功能损毁或锈蚀严重,应及时维修或报废。

5.6.3　带电源器械应进行绝缘性能等安全性检查。

5.6.4　应使用医用润滑剂进行器械保养。不应使用石蜡油等非水溶性的产品作为润滑剂。

5.7　包装

5.7.1　包装应符合 GB/T 19633 的要求。

5.7.2　包装包括装配、包装、封包、注明标识等步骤。器械与敷料应分室包装。

5.7.3　包装前应依据器械装配的技术规程或图示,核对器械的种类、规格和数量。

5.7.4　手术器械应摆放在篮筐或有孔的托盘中进行配套包装。

5.7.5　手术所用盘、盆、碗等器皿,宜与手术器械分开包装。

5.7.6　剪刀和血管钳等轴节类器械不应完全锁扣。有盖的器皿应开盖,摞放的器皿间应用吸湿布、纱布或医用吸水纸隔开,包内容器开口朝向一致;管腔类物品应盘绕放置,保持管腔通畅;精细器械、锐器等应采取保护措施。

5.7.7 压力蒸汽灭菌包重量要求:器械包重量不宜超过 7kg,敷料包重量不宜超过 5kg。

5.7.8 压力蒸汽灭菌包体积要求:下排气压力蒸汽灭菌器不宜超过 30cm×30cm×25cm;预真空压力蒸汽灭菌器不宜超过 30cm×30cm×50cm。

5.7.9 包装方法及要求:灭菌物品包装分为闭合式包装和密封式包装。包装方法和要求如下:

a) 手术器械若采用闭合式包装方法,应由 2 层包装材料分 2 次包装。

b) 密封式包装方法应采用纸袋、纸塑袋等材料。

c) 硬质容器的使用与操作,应遵循生产厂家的使用说明或指导手册,并符合附录 D 的要求。每次使用后应清洗、消毒和干燥。

d) 普通棉布包装材料应一用一清洗,无污渍,灯光检查无破损。

5.7.10 封包要求如下:

a) 包外应设有灭菌化学指示物。高度危险性物品灭菌包内还应放置包内化学指示物;如果透过包装材料可直接观察包内灭菌化学指示物的颜色变化,则不必放置包外灭菌化学指示物。

b) 闭合式包装应使用专用胶带,胶带长度应与灭菌包体积、重量相适宜,松紧适度。封包应严密,保持闭合完好性。

c）纸塑袋、纸袋等密封包装其密封宽度应≥6mm，包内器械距包装袋封口处应≥2.5cm。

d）医用热封机在每日使用前应检查参数的准确性和闭合完好性。

e）硬质容器应设置安全闭锁装置，无菌屏障完整性破坏后应可识别。

f）灭菌物品包装的标识应注明物品名称、包装者等内容。灭菌前注明灭菌器编号、灭菌批次、灭菌日期和失效日期等相关信息。标识应具有可追溯性。

5.8 灭菌

5.8.1 压力蒸汽灭菌

5.8.1.1 耐湿、耐热的器械、器具和物品应首选压力蒸汽灭菌。

5.8.1.2 应根据待灭菌物品选择适宜的压力蒸汽灭菌器和灭菌程序。常规灭菌周期包括预排气、灭菌、后排汽和干燥等过程。快速压力蒸汽灭菌程序不应作为物品的常规灭菌程序，应在紧急情况下使用，使用方法应遵循 WS/T 367 的要求。

5.8.1.3 灭菌器操作方法应遵循生产厂家的使用说明或指导手册。

5.8.1.4 压力蒸汽灭菌器蒸汽和水的质量参见 WS 310.1 附录 B。

5.8.1.5 管腔器械不应使用下排气压力蒸汽灭菌方式进行灭菌。

5.8.1.6 压力蒸汽灭菌器灭菌参数见表 2。

表 2 压力蒸汽灭菌器灭菌参数

设备类别	物品类别	灭菌设定温度	最短灭菌时间	压力参考范围
下排气式	敷料	121℃	30min	102.8~122.9kPa
	器械		20min	
预真空式	器械、敷料	132℃	4min	184.4~210.7kPa
		134℃		201.7~229.3kPa

5.8.1.7 硬质容器和超大超重包装,应遵循厂家提供的灭菌参数。

5.8.1.8 压力蒸汽灭菌器操作程序包括灭菌前准备、灭菌物品装载、灭菌操作、无菌物品卸载和灭菌效果的监测等步骤。具体如下:

  a)灭菌前准备:

  1)每天设备运行前应进行安全检查,包括灭菌器压力表处在"零"的位置;记录打印装置处于备用状态;灭菌器柜门密封圈平整无损坏,柜门安全锁扣灵活、安全有效;灭菌柜内冷凝水排出口通畅,柜内壁清洁;电源、水源、蒸汽、压缩空气等运行条件符合设备要求。

  2)遵循产品说明书对灭菌器进行预热。

  3)大型预真空压力蒸汽灭菌器应在每日开始灭菌运行前空载进行 B-D 试验。

  b)灭菌物品装载:

  1)应使用专用灭菌架或篮筐装载灭菌物品,灭菌包之间应留间隙;

  2)宜将同类材质的器械、器具和物品,置于同一批次进

行灭菌;

 3) 材质不相同时,纺织类物品应放置于上层、竖放,金属器械类放置于下层;

 4) 手术器械包、硬质容器应平放;盆、盘、碗类物品应斜放,玻璃瓶等底部无孔的器皿类物品应倒立或侧放;纸袋、纸塑包装物品应侧放;利于蒸汽进入和冷空气排出;

 5) 选择下排气压力蒸汽灭菌程序时,大包宜摆放于上层,小包宜摆放于下层。

c) 灭菌操作:

应观察并记录灭菌时的温度、压力和时间等灭菌参数及设备运行状况。

d) 无菌物品卸载:

 1) 从灭菌器卸载取出的物品,冷却时间 > 30min;

 2) 应确认灭菌过程合格,结果应符合 WS 310.3 的要求;

 3) 应检查有无湿包,湿包不应储存与发放,分析原因并改进;

 4) 无菌包掉落地上或误放到不洁处应视为被污染。

e) 灭菌效果的监测:

灭菌过程的监测应符合 WS 310.3 中相关规定。

5.8.2 干热灭菌

适用于耐热、不耐湿,蒸汽或气体不能穿透物品的灭菌,如玻璃、油脂、粉剂等物品的灭菌。灭菌程序、参数及注意事项应符合 WS/T 367 的规定,并应遵循生产厂家使用说明书。

5.8.3 低温灭菌

5.8.3.1 常用低温灭菌方法主要包括:环氧乙烷灭菌、过氧化氢低温等离子体灭菌、低温甲醛蒸气灭菌。

5.8.3.2 低温灭菌适用于不耐热、不耐湿的器械、器具和物品的灭菌。

5.8.3.3 应符合以下基本要求：

　　a）灭菌的器械、物品应清洗干净，并充分干燥；

　　b）灭菌程序、参数及注意事项符合 WS/T 367 的规定，并应遵循生产厂家使用说明书；

　　c）灭菌装载应利于灭菌介质穿透。

5.9　储存

5.9.1　灭菌后物品应分类、分架存放在无菌物品存放区。一次性使用无菌物品应去除外包装后，进入无菌物品存放区。

5.9.2　物品存放架或柜应距地面高度 ≥ 20cm，距离墙 ≥ 5cm，距天花板 ≥ 50cm。

5.9.3　物品放置应固定位置，设置标识。接触无菌物品前应洗手或手消毒。

5.9.4　消毒后直接使用的物品应干燥、包装后专架存放。

5.9.5　无菌物品存放要求如下：

　　a）无菌物品存放区环境的温度、湿度达到 WS 310.1 的规定时，使用普通棉布材料包装的无菌物品有效期宜为 14d。

　　b）未达到环境标准时，使用普通棉布材料包装的无菌物品有效期不应超过 7d。

　　c）医用一次性纸袋包装的无菌物品，有效期宜为 30d；使用一次性医用皱纹纸、医用无纺布包装的无菌物品，有效期宜为 180d；使用一次性纸塑袋包装的无菌物品，有效期宜为 180d。硬质容器包装的无菌物品，有效期宜为 180d。

5.10　无菌物品发放

5.10.1　无菌物品发放时，应遵循先进先出的原则。

5.10.2 发放时应确认无菌物品的有效性和包装完好性。植入物应在生物监测合格后,方可发放。紧急情况灭菌植入物时,使用含第 5 类化学指示物的生物 PCD 进行监测,化学指示物合格可提前放行,生物监测的结果应及时通报使用部门。

5.10.3 应记录无菌物品发放日期、名称、数量、物品领用科室、灭菌日期等。

5.10.4 运送无菌物品的器具使用后,应清洁处理,干燥存放。

附 录 A
（规范性附录）
CSSD 人员防护及着装要求

CSSD 人员防护及着装要求见表 A.1。

表 A.1 CSSD 人员防护及着装要求

区域	操作	防护着装					
		圆帽	口罩	防护服/防水围裙	专用鞋	手套	护目镜/面罩
诊疗场所	污染物品回收	√	△			√	
去污区	污染器械分类、核对、机械清洗装载	√	√	√	√	√	△
	手工清洗器械和用具	√	√	√	√	√	√
检查、包装及灭菌区	器械检查、包装	√	△		√	△	
	灭菌物品装载	√			√		
	无菌物品卸载	√			√	△,#	
无菌物品存放区	无菌物品发放	√			√		
注1:"√" 表示应使用。							
注2:"△" 表示可使用。							
注3:# 表示具有防烫功能的手套。							

附 录 B

（规范性附录）
器械、器具和物品的清洗操作方法

B.1 手工清洗

B.1.1 操作程序

B.1.1.1 冲洗：将器械、器具和物品置于流动水下冲洗，初步去除污染物。

B.1.1.2 洗涤：冲洗后，应使用医用清洗剂浸泡后刷洗、擦洗。

B.1.1.3 漂洗：洗涤后，再用流动水冲洗或刷洗。

B.1.1.4 终末漂洗：应采用电导率 ≤ 15μS/cm（25℃）的水进行漂洗。

B.1.2 注意事项

B.1.2.1 手工清洗时水温宜为 15℃~30℃。

B.1.2.2 去除干涸的污渍应先用医用清洗剂浸泡，再刷洗或擦洗。有锈迹，应除锈。

B.1.2.3 刷洗操作应在水面下进行，防止产生气溶胶。

B.1.2.4 器械可拆卸的部分应拆开后清洗。

B.1.2.5 管腔器械宜先选用合适的清洗刷清洗内腔，再用压力水枪冲洗。

B.1.2.6 不应使用研磨型清洗材料和用具用于器械处理，应选用与器械材质相匹配的刷洗用具和用品。

B.2 超声波清洗器的操作方法

B.2.1 操作程序

B.2.1.1 清洗器内注入清洗用水,并添加医用清洗剂。水温应< 45℃。

B.2.1.2 冲洗:于流动水下冲洗器械,初步去除污染物。

B.2.1.3 洗涤:应将器械放入篮筐中,浸没在水面下,管腔内注满水。

B.2.1.4 超声清洗操作,应遵循器械和设备生产厂家的使用说明或指导手册。

B.2.2 注意事项

B.2.2.1 超声清洗可作为手工清洗或机械清洗的预清洗手段。

B.2.2.2 清洗时应盖好超声清洗机盖子,防止产生气溶胶。

B.2.2.3 应根据器械的不同材质选择相匹配的超声频率。

B.2.2.4 清洗时间不宜超过 10min。

B.3 清洗消毒器的操作方法

B.3.1 每日设备运行前检查

B.3.1.1 应确认水、电、蒸汽、压缩空气达到设备工作条件,医用清洗剂的储量充足。

B.3.1.2 舱门开启应达到设定位置,密封圈完整;清洗的旋转臂转动灵活;喷淋孔无堵塞;清洗架进出轨道无阻碍。

B.3.1.3 应检查设备清洁状况,包括设备的内舱壁、排水网筛、排水槽、清洗架和清洗旋转臂等。

B.3.2 清洗物品装载

B.3.2.1 清洗物品应充分接触水流;器械轴节应充分打开;

可拆卸的部分应拆卸后清洗;容器应开口朝下或倾斜摆放;根据器械类型使用专用清洗架和配件。

B.3.2.2 精密器械和锐利器械的装载应使用固定保护装置。

B.3.2.3 每次装载结束应检查清洗旋转臂,其转动情况,不应受到器械、器具和物品的阻碍。

B.3.3 设备操作运行

B.3.3.1 各类器械、器具和物品清洗程序的设置应遵循生产厂家的使用说明或指导手册。

B.3.3.2 应观察设备运行中的状态,其清洗旋转臂工作应正常,排水应通畅。

B.3.3.3 设备运行结束,应对设备物理参数进行确认,应符合设定程序的各项参数指标,并将其记录。

B.3.3.4 每日清洗结束时,应检查舱内是否有杂物。

B.3.4 注意事项

B.3.4.1 冲洗、洗涤、漂洗时应使用软水。冲洗阶段水温应< 45℃。

B.3.4.2 终末漂洗、消毒用水电导率应≤ 15μS/cm(25℃)。

B.3.4.3 终末漂洗程序中宜对需要润滑的器械使用医用润滑剂。

B.3.4.4 应根据清洗需要选择适宜的医用清洗剂,定期检查清洗剂用量是否准确。

B.3.4.5 每日清洗结束时,应清理舱内杂物,并做清洁处理。应定期做好清洗消毒器的保养。

附 录 C

（规范性附录）
酸性氧化电位水应用指标与方法

C.1 使用范围

可用于手工清洗后不锈钢和其他非金属材质器械、器具和物品灭菌前的消毒。

C.2 主要有效成分指标要求

C.2.1 有效氯含量为 60mg/L ± 10mg/L。

C.2.2 pH 范围 2.0~3.0。

C.2.3 氧化还原电位（ORP）≥ 1 100mV。

C.2.4 残留氯离子 ≤ 1 000mg/L。

C.3 使用方法

手工清洗后的待消毒物品,使用酸性氧化电位水流动冲洗或浸泡消毒 2min,净水冲洗 30s,再按 5.5~5.8 进行处理。

C.4 注意事项

C.4.1 应先彻底清除器械、器具和物品上的有机物,再进行消毒处理。

C.4.2 酸性氧化电位水对光敏感,有效氯浓度随时间延长而下降,宜现制备现用。

C.4.3 储存应选用避光、密闭、硬质聚氯乙烯材质制成的容器。室温下贮存不超过 3d。

C.4.4 每次使用前,应在使用现场酸性氧化电位水出水口处,分别检测 pH 和有效氯浓度。检测数值应符合指标要求。

C.4.5 对铜、铝等非不锈钢的金属器械、器具和物品有一定的腐蚀作用,应慎用。

C.4.6 不得将酸性氧化电位水和其他药剂混合使用。

C.4.7 皮肤过敏人员操作时应戴手套。

C.4.8 酸性氧化电位水长时间排放可造成排水管路的腐蚀,故应每次排放后再排放少量碱性还原电位水或自来水。

C.5 酸性氧化电位水有效指标的检测

C.5.1 有效氯含量试纸检测方法:应使用精密有效氯检测试纸,其有效氯范围应与酸性氧化电位水的有效氯含量接近,具体使用方法见试纸使用说明书。

C.5.2 pH 试纸检测方法:应使用精密 pH 检测试纸,其 pH 范围应与酸性氧化电位水的 pH 接近,具体使用方法见 pH 试纸使用说明书。

C.5.3 氧化还原电位(ORP)的检测方法:开启酸性氧化电位水生成器,待出水稳定后,用 100mL 小烧杯接取酸性氧化电位水,立即进行检测。氧化还原电位检测可采用铂电极,在酸度计 "mV" 档上直接检测读数。具体使用方法见使用说明书。

C.5.4 氯离子检测方法:按使用说明书的要求开启酸性氧化电位水生成器,待出水稳定后,用 250mL 磨口瓶取酸性氧化电位水至瓶满后,立即盖好瓶盖,送实验室进行检测。采用硝酸银容量法或离子色谱法,详细方法见 GB/T 5750.5。

附 录 D
（规范性附录）
硬质容器的使用与操作要求

D.1 硬质容器的组成

应由盖子、底座、手柄、灭菌标识卡槽、垫圈和灭菌剂孔组成。盖子应有可通过灭菌介质的阀门或过滤部件，并应具有无菌屏障功能。

D.2 使用原则

D.2.1 使用方法应遵循生产厂家说明书和提供的灭菌参数。

D.2.2 首次使用应进行灭菌过程有效性的测试，包括物理监测、化学监测、生物监测，并对器械干燥时间进行评估，检查有无湿包。

D.2.3 每次使用应进行清洗、消毒、干燥处理。

D.2.4 包装前应检查硬质容器的完整性：

a）盒盖、底座的边缘无变形，对合紧密。

b）盒盖垫圈平整、无脱落。

c）若通气系统使用滤纸和固定架，应检查固定架的稳定性，一次性滤纸应每次更换，重复使用的滤纸应检查有无破损，保持清洁；若通气系统使用阀门，应遵循生产厂家说明书检查阀门，包括通气阀、疏水阀。

d）闭锁装置完好，放置一次性锁扣（锁卡）封包。

ICS 11.020
C 05

WS

中华人民共和国卫生行业标准

WS 310.3—2016
代替 WS 310.3—2009

医院消毒供应中心
第3部分：清洗消毒及灭菌效果
监测标准

Central sterile supply department（CSSD）—
Part 3：Surveillance standard for cleaning disinfection
and sterilization

2016-12-27 发布   2017-06-01 实施

中华人民共和国国家卫生和计划生育委员会   发布

前　言

本部分 4.2.1.3、4.2.2.2.1、4.4.1.7、4.4.4.3.2 为推荐性条款,其余均为强制性条款。

根据《中华人民共和国传染病防治法》和《医院感染管理办法》制定本标准。

WS 310《医院消毒供应中心》是从诊疗器械相关医院感染预防与控制的角度,对医院消毒供应中心的管理、操作、监测予以规范的标准,由以下三个部分组成:

——第 1 部分:管理规范;

——第 2 部分:清洗消毒及灭菌技术操作规范;

——第 3 部分:清洗消毒及灭菌效果监测标准。

本部分为 WS 310 的第 3 部分。

本部分按照 GB/T 1.1—2009 给出的规则起草。

本部分代替 WS 310.3—2009。除编辑性修改外主要技术变化如下:

——在适用范围中,删除了"暂未实行消毒供应工作集中管理的医院,其手术部(室)的消毒供应工作应执行本标准"和"已采取污水集中处理的其他医疗机构可参照使用"的要求;

——在规范性引用文件中,增加了 WS/T 367《医疗机构消毒技术规范》和 GB/T 30690《小型压力蒸汽灭菌器灭菌效果监测方法和评价要求》;

——调整术语和定义中的 A_0 值和管腔器械至 WS 310.2;增加大修的定义(见 3.4);

——修改了监测材料、自制测试标准包的要求(见 4.1.3);

——增加了对压力蒸汽灭菌器温度、压力和时间的检测要求（见 4.1.5.b）；

——增加了对清洗质量可定期进行定量检测的要求（见 4.2.1.3）；

——增加了使用特定灭菌程序时对灭菌质量监测的要求（见 4.4.1.6）；增加了外来医疗器械、植入物、硬质容器、超大超重包首次灭菌进行灭菌参数和有效性测试的要求（见 4.4.1.8）；

——增加了对压力蒸汽灭菌每年监测温度、压力和时间等参数的要求（见 4.4.2.1.2）；

——增加了对采用信息系统手术器械包用后有关标识的要求（见 5.4.c）；增加了定期对监测资料进行总结分析，持续改进的要求（见 5.6）；

——增加了附录 D 过氧化氢低温等离子灭菌的生物监测方法和附录 E 低温蒸汽甲醛灭菌的生物监测方法。

本部分主要起草单位：北京大学第一医院、国家卫生计生委医院管理研究所、北京协和医院、中国疾病预防控制中心环境与健康产品安全所、上海瑞金医院、广州市第一人民医院、江苏省南京市卫生局、浙江省疾病预防控制中心、解放军总医院、四川大学华西医院、浙江大学邵逸夫医院、北京大学第三医院、北京大学口腔医院、泰达国际心血管病医院、广东省中山市小榄人民医院、黑龙江疾病预防控制中心、北京积水潭医院、北京市卫生监督所、北京朝阳医院。

本部分主要起草人：李六亿、巩玉秀、付强、任伍爱、张青、张流波、李新武、钱黎明、冯秀兰、王易非、张宇、周彬、么莉、黄靖雄、胡国庆、刘运喜、黄浩、王亚娟、袁晓宁、刘翠梅、赵云呈、姜华、林玲、陈辉、裴红生、李保华。

本部分所代替标准历次版本发布情况为：

——WS 310.3—2009。

医院消毒供应中心
第 3 部分：清洗消毒及灭菌效果监测标准

1 范围

WS 310 的本部分规定了医院消毒供应中心（central sterile supply department，CSSD）消毒与灭菌效果监测的要求、方法、质量控制过程的记录与可追溯要求。

本部分适用于医院和为医院提供消毒灭菌服务的消毒服务机构。

2 规范性引用文件

下列文件对于本文件的应用是必不可少的。凡是注日期的引用文件，仅注日期的版本适用于本文件。凡是不注日期的引用文件，其最新版本（包括所有的修改单）适用于本文件。

GB 15982 医院消毒卫生标准

GB/T 20367 医疗保健产品灭菌 医疗保健机构湿热灭菌的确认和常规控制要求

GB/T 30690 小型压力蒸汽灭菌器灭菌效果监测方法和评价要求

WS 310.1 医院消毒供应中心 第 1 部分：管理规范

WS 310.2 医院消毒供应中心 第 2 部分：清洗消毒及灭菌技术操作规范

WS/T 367 医疗机构消毒技术规范

3 术语和定义

WS 310.1, WS 310.2 界定的以及下列术语和定义适用于本文件。

3.1

可追溯 traceability

对影响灭菌过程和结果的关键要素进行记录,保存备查,实现可追踪。

3.2

灭菌过程验证装置 process challenge device;PCD

对灭菌过程具有特定抗力的装置,用于评价灭菌过程的有效性。

3.3

清洗效果测试物 test soil

用于测试清洗效果的产品。

3.4

大修 major repair

超出该设备常规维护保养范围,显著影响该设备性能的维修操作。

示例 1:压力蒸汽灭菌器大修如更换真空泵、与腔体相连的阀门、大型供汽管道、控制系统等。

示例 2:清洗消毒器大修如更换水泵、清洗剂供给系统、加热系统、控制系统等。

3.5

小型蒸汽灭菌器 small steam sterilizer

体积小于 60L 的压力蒸汽灭菌器。

3.6

快速压力蒸汽灭菌　flash sterilization

专门用于处理立即使用物品的压力蒸汽灭菌过程。

4　监测要求及方法

4.1　通用要求

4.1.1　应专人负责质量监测工作。

4.1.2　应定期对医用清洗剂、消毒剂、清洗用水、医用润滑剂、包装材料等进行质量检查,检查结果应符合 WS 310.1 的要求。

4.1.3　应进行监测材料卫生安全评价报告及有效期等的检查,检查结果应符合要求。自制测试标准包应符合 WS/T 367 的有关要求。

4.1.4　应遵循设备生产厂家的使用说明或指导手册对清洗消毒器、封口机、灭菌器定期进行预防性维护与保养、日常清洁和检查。

4.1.5　应按照以下要求进行设备的检测:

　　a)清洗消毒器应遵循生产厂家的使用说明或指导手册进行检测;

　　b)压力蒸汽灭菌器应每年对灭菌程序的温度、压力和时间进行检测;

　　c)压力蒸汽灭菌器应定期对压力表和安全阀进行检测;

　　d)干热灭菌器应每年用多点温度检测仪对灭菌器各层内、中、外各点的温度进行检测;

　　e)低温灭菌器应每年定期遵循生产厂家的使用说明或指导手册进行检测;

　　f)封口机应每年定期遵循生产厂家的使用说明或指导手册

进行检测。

4.2 清洗质量的监测

4.2.1 器械、器具和物品清洗质量的监测

4.2.1.1 日常监测

在检查包装时进行,应目测和(或)借助带光源放大镜检查。清洗后的器械表面及其关节、齿牙应光洁,无血渍、污渍、水垢等残留物质和锈斑。

4.2.1.2 定期抽查

每月应至少随机抽查 3 个 ~5 个待灭菌包内全部物品的清洗质量,检查的内容同日常监测,并记录监测结果。

4.2.1.3 清洗效果评价

可定期采用定量检测的方法,对诊疗器械、器具和物品的清洗效果进行评价。

4.2.2 清洗消毒器及其质量的监测

4.2.2.1 日常监测

应每批次监测清洗消毒器的物理参数及运转情况,并记录。

4.2.2.2 定期监测

4.2.2.2.1 对清洗消毒器的清洗效果可每年采用清洗效果测试物进行监测。当清洗物品或清洗程序发生改变时,也可采用清洗效果测试指示物进行清洗效果的监测。

4.2.2.2.2 清洗效果测试物的监测方法应遵循生产厂家的使用说明或指导手册。

4.2.2.3 注意事项

清洗消毒器新安装、更新、大修、更换清洗剂、改变消毒参数或装载方法等时,应遵循生产厂家的使用说明或指导手册进行检测,清洗消毒质量检测合格后,清洗消毒器方可使用。

4.3 消毒质量的监测

4.3.1 湿热消毒

应监测、记录每次消毒的温度与时间或 A_0 值。监测结果应符合 WS 310.2 的要求。应每年检测清洗消毒器的温度、时间等主要性能参数。结果应符合生产厂家的使用说明或指导手册的要求。

4.3.2 化学消毒

应根据消毒剂的种类特点,定期监测消毒剂的浓度、消毒时间和消毒时的温度,并记录,结果应符合该消毒剂的规定。

4.3.3 消毒效果监测

消毒后直接使用物品应每季度进行监测,监测方法及监测结果应符合 GB 15982 的要求。每次检测 3~5 件有代表性的物品。

4.4 灭菌质量的监测

4.4.1 原则

4.4.1.1 对灭菌质量采用物理监测法、化学监测法和生物监测法进行,监测结果应符合本标准的要求。

4.4.1.2 物理监测不合格的灭菌物品不得发放,并应分析原因进行改进,直至监测结果符合要求。

4.4.1.3 包外化学监测不合格的灭菌物品不得发放,包内化学监测不合格的灭菌物品和湿包不得使用。并应分析原因进行改进,直至监测结果符合要求。

4.4.1.4 生物监测不合格时,应尽快召回上次生物监测合格以来所有尚未使用的灭菌物品,重新处理;并应分析不合格的原因,改进后,生物监测连续三次合格后方可使用。

4.4.1.5 植入物的灭菌应每批次进行生物监测。生物监测合格后,方可发放。

4.4.1.6 使用特定的灭菌程序灭菌时,应使用相应的指示物进行监测。

4.4.1.7 按照灭菌装载物品的种类,可选择具有代表性的PCD进行灭菌效果的监测。

4.4.1.8 灭菌外来医疗器械、植入物、硬质容器、超大超重包,应遵循厂家提供的灭菌参数,首次灭菌时对灭菌参数和有效性进行测试,并进行湿包检查。

4.4.2 压力蒸汽灭菌的监测

4.4.2.1 物理监测法

4.4.2.1.1 日常监测:每次灭菌应连续监测并记录灭菌时的温度、压力和时间等灭菌参数。灭菌温度波动范围在 +3℃内,时间满足最低灭菌时间的要求,同时应记录所有临界点的时间、温度与压力值,结果应符合灭菌的要求。

4.4.2.1.2 定期监测:应每年用温度压力检测仪监测温度、压力和时间等参数,检测仪探头放置于最难灭菌部位。

4.4.2.2 化学监测法

4.4.2.2.1 应进行包外、包内化学指示物监测。具体要求为灭菌包外应有化学指示物,高度危险性物品包内应放置包内化学指示物,置于最难灭菌的部位。如果透过包装材料可直接观察包内化学指示物的颜色变化,则不必放置包外化学指示物。根据化学指示物颜色或形态等变化,判定是否达到灭菌合格要求。

4.4.2.2.2 采用快速程序灭菌时,也应进行化学监测。直接将一片包内化学指示物置于待灭菌物品旁边进行化学监测。

4.4.2.3 生物监测法

4.4.2.3.1 应至少每周监测一次,监测方法遵循附录 A 的要求。

4.4.2.3.2 紧急情况灭菌植入物时,使用含第 5 类化学指示物的生物PCD进行监测,化学指示物合格可提前放行,生物监测的结果应及时通报使用部门。

4.4.2.3.3 采用新的包装材料和方法进行灭菌时应进行生物监测。

4.4.2.3.4 小型压力蒸汽灭菌器因一般无标准生物监测包，应选择灭菌器常用的、有代表性的灭菌物品制作生物测试包或生物 PCD，置于灭菌器最难灭菌的部位，且灭菌器应处于满载状态。生物测试包或生物 PCD 应侧放，体积大时可平放。

4.4.2.3.5 采用快速程序灭菌时，应直接将一支生物指示物，置于空载的灭菌器内，经一个灭菌周期后取出，规定条件下培养，观察结果。

4.4.2.3.6 生物监测不合格时，应遵循 4.4.1.4 的规定。

4.4.2.4 B-D 试验

预真空（包括脉动真空）压力蒸汽灭菌器应每日开始灭菌运行前空载进行 B-D 测试，B-D 测试合格后，灭菌器方可使用。B-D 测试失败，应及时查找原因进行改进，监测合格后，灭菌器方可使用。小型压力蒸汽灭菌器的 B-D 试验应参照 GB/T 30690。

4.4.2.5 灭菌器新安装、移位和大修后的监测。

应进行物理监测、化学监测和生物监测。物理监测、化学监测通过后，生物监测应空载连续监测三次，合格后灭菌器方可使用，监测方法应符合 GB/T 20367 的有关要求。对于小型压力蒸汽灭菌器，生物监测应满载连续监测三次，合格后灭菌器方可使用。预真空（包括脉动真空）压力蒸汽灭菌器应进行 B-D 测试并重复三次，连续监测合格后，灭菌器方可使用。

4.4.3 干热灭菌的监测

4.4.3.1 物理监测法：每灭菌批次应进行物理监测。监测方法包括记录温度与持续时间。温度在设定时间内均达到预置温度，则物理监测合格。

4.4.3.2　化学监测法：每一灭菌包外应使用包外化学指示物，每一灭菌包内应使用包内化学指示物，并置于最难灭菌的部位。对于未打包的物品，应使用一个或者多个包内化学指示物，放在待灭菌物品附近进行监测。经过一个灭菌周期后取出，据其颜色或形态的改变判断是否达到灭菌要求。

4.4.3.3　生物监测法：应每周监测一次，监测方法遵循附录 B 的要求。

4.4.3.4　新安装、移位和大修后的监测：应进行物理监测法、化学监测法和生物监测法监测（重复三次），监测合格后，灭菌器方可使用。

4.4.4　低温灭菌的监测

4.4.4.1　原则

低温灭菌器新安装、移位、大修、灭菌失败、包装材料或被灭菌物品改变，应对灭菌效果进行重新评价，包括采用物理监测法、化学监测法和生物监测法进行监测（重复三次），监测合格后，灭菌器方可使用。

4.4.4.2　环氧乙烷灭菌的监测

4.4.4.2.1　物理监测法：每次灭菌应监测并记录灭菌时的温度、压力、时间和相对湿度等灭菌参数。灭菌参数应符合灭菌器的使用说明或操作手册的要求。

4.4.4.2.2　化学监测法：每个灭菌物品包外应使用包外化学指示物，作为灭菌过程的标志，每包内最难灭菌位置放置包内化学指示物，通过观察其颜色变化，判定其是否达到灭菌合格要求。

4.4.4.2.3　生物监测法：每灭菌批次应进行生物监测，监测方法遵循附录 C 的要求。

4.4.4.3　过氧化氢低温等离子灭菌的监测

4.4.4.3.1　物理监测法：每次灭菌应连续监测并记录每个灭

菌周期的临界参数如舱内压、温度、等离子体电源输出功率和灭菌时间等灭菌参数。灭菌参数应符合灭菌器的使用说明或操作手册的要求。

4.4.4.3.2 可对过氧化氢浓度进行监测。

4.4.4.3.3 化学监测法：每个灭菌物品包外应使用包外化学指示物，作为灭菌过程的标志；每包内最难灭菌位置应放置包内化学指示物，通过观察其颜色变化，判定其是否达到灭菌合格要求。

4.4.4.3.4 生物监测法：每天使用时应至少进行一次灭菌循环的生物监测，监测方法遵循附录 D 的要求。

4.4.4.4 低温蒸汽甲醛灭菌的监测

4.4.4.4.1 物理监测法：每灭菌批次应进行物理监测。详细记录灭菌过程的参数，包括灭菌温度、相对湿度、压力与时间。灭菌参数应符合灭菌器的使用说明或操作手册的要求。

4.4.4.4.2 化学监测法：每个灭菌物品包外应使用包外化学指示物，作为灭菌过程的标志；每包内最难灭菌位置应放置包内化学指示物，通过观察其颜色变化，判定其是否达到灭菌合格要求。

4.4.4.4.3 生物监测法：应每周监测一次，监测方法遵循附录 E 的要求。

4.4.4.5 其他低温灭菌方法的监测

要求及方法应符合国家有关标准的规定。

5 质量控制过程的记录与可追溯要求

5.1 应建立清洗、消毒、灭菌操作的过程记录，内容包括：

　　a）应留存清洗消毒器和灭菌器运行参数打印资料或记录；

　　b）应记录灭菌器每次运行情况，包括灭菌日期、灭菌器编号、批次号、装载的主要物品、灭菌程序号、主要运行参数、操作员签名或代号、及灭菌质量的监测结果等,并存档。

5.2 应对清洗、消毒、灭菌质量的日常监测和定期监测进行记录。

5.3 记录应具有可追溯性,清洗、消毒监测资料和记录的保存期应≥6个月,灭菌质量监测资料和记录的保留期应≥3年。

5.4 灭菌标识的要求如下:

a)灭菌包外应有标识,内容包括物品名称、检查打包者姓名或代号、灭菌器编号、批次号、灭菌日期和失效日期;或含有上述内容的信息标识。

b)使用者应检查并确认包内化学指示物是否合格、器械干燥、洁净等,合格方可使用。同时将手术器械包的包外标识留存或记录于手术护理记录单上。

c)如采用信息系统,手术器械包的标识使用后应随器械回到 CSSD 进行追溯记录。

5.5 应建立持续质量改进制度及措施,发现问题及时处理,并应建立灭菌物品召回制度如下:

a)生物监测不合格时,应通知使用部门停止使用,并召回上次监测合格以来尚未使用的所有灭菌物品。同时应书面报告相关管理部门,说明召回的原因。

b)相关管理部门应通知使用部门对已使用该期间无菌物品的患者进行密切观察。

c)应检查灭菌过程的各个环节,查找灭菌失败的可能原因,并采取相应的改进措施后,重新进行生物监测3次,合格后该灭菌器方可正常使用。

d)应对该事件的处理情况进行总结,并向相关管理部门汇报。

5.6 应定期对监测资料进行总结分析,做到持续质量改进。

附 录 A
（规范性附录）
压力蒸汽灭菌器的生物监测方法

A.1 标准生物测试包的制作方法

按照 WS/T 367 的规定,将嗜热脂肪杆菌芽孢生物指示物置于标准测试包的中心部位,生物指示物应符合国家相关管理要求。标准测试包由 16 条 41cm×66cm 的全棉手术巾制成,即每条手术巾的长边先折成 3 层,短边折成 2 层,然后叠放,制成 23cm×23cm×15cm、1.5kg 的标准测试包。

A.2 监测方法

按照 WS/T 367 的规定,将标准生物测试包或生物 PCD（含一次性标准生物测试包）,对满载灭菌器的灭菌质量进行生物监测。标准生物监测包或生物 PCD 置于灭菌器排气口的上方或生产厂家建议的灭菌器内最难灭菌的部位,经过一个灭菌周期后,自含式生物指示物遵循产品说明书进行培养；如使用芽孢菌片,应在无菌条件下将芽孢菌片接种到含 10mL 溴甲酚紫葡萄糖蛋白胨水培养基的无菌试管中,经 56℃±2℃培养 7d,检测时以培养基作为阴性对照（自含式生物指示物不用设阴性对照）,以加入芽孢菌片的培养基作为阳性对照；观察培养结果。如果一天内进行多次生物监测,且生物指示物为同一批号,则只需设一次阳性对照。

A.3 结果判定

阳性对照组培养阳性,阴性对照组培养阴性,试验组培养阴性,判定为灭菌合格。阳性对照组培养阳性,阴性对照组培养阴性,试验组培养阳性,则灭菌不合格；同时应进一步鉴定试验组阳性的细菌是否为指示菌或是污染所致。

附 录 B
（规范性附录）
干热灭菌的生物监测方法

B.1 标准生物测试管的制作方法

按照 WS/T 367 的规定，将枯草杆菌黑色变种芽孢菌片装入无菌试管内（1 片／管），制成标准生物测试管。生物指示物应符合国家相关管理要求。

B.2 监测方法

将标准生物测试管置于灭菌器与每层门把手对角线内、外角处，每个位置放置 2 个标准生物测试管，试管帽置于试管旁，关好柜门，经一个灭菌周期后，待温度降至 80℃左右时，加盖试管帽后取出试管。在无菌条件下，每管加入 5mL 胰蛋白胨大豆肉汤培养基（TSB），36℃±1℃培养 48h，观察初步结果，无菌生长管继续培养至第 7 日。检测时以培养基作为阴性对照，以加入芽孢菌片的培养基作为阳性对照。

B.3 结果判定

阳性对照组培养阳性，阴性对照组培养阴性，若每个测试管的肉汤培养均澄清，判为灭菌合格；若阳性对照组培养阳性，阴性对照组培养阴性，而只要有一个测试管的肉汤培养混浊，判为不合格；对难以判定的测试管肉汤培养结果，取0.1mL 肉汤培养物接种于营养琼脂平板，用灭菌 L 棒或接种环涂匀，置 36℃±1℃培养 48h，观察菌落形态，并做涂片染色镜检，判断是否有指示菌生长，若有指示菌生长，判为灭菌不合格；若无指示菌生长，判为灭菌合格。

附 录 C

（规范性附录）

环氧乙烷灭菌的生物监测方法

C.1 常规生物测试包的制备

取一个 20mL 无菌注射器，去掉针头，拔出针栓，将枯草杆菌黑色变种芽孢生物指示物放入针筒内，带孔的塑料帽应朝向针头处，再将注射器的针栓插回针筒（注意不要碰及生物指示物），之后用一条全棉小毛巾两层包裹，置于纸塑包装袋中，封装。生物指示物应符合国家相关管理要求。

C.2 监测方法

将常规生物测试包置于灭菌器最难灭菌的部位（所有装载灭菌包的中心部位）。灭菌周期完成后应立即将生物测试包从被灭菌物品中取出。自含式生物指示物遵循产品说明书进行培养；如使用芽孢菌片的，应在无菌条件下将芽孢菌片接种到含 5mL 胰蛋白胨大豆肉汤培养基（TSB）的无菌试管中，36℃ ±1℃培养48h，观察初步结果，无菌生长管继续培养至第 7 日。检测时以培养基作为阴性对照（自含式生物指示物不用设阴性对照），以加入芽孢菌片的培养基作为阳性对照。

C.3 结果判定

阳性对照组培养阳性，阴性对照组培养阴性，试验组培养阴性，判定为灭菌合格。阳性对照组培养阳性，阴性对照组培养阴性，试验组培养阳性，则灭菌不合格；同时应进一步鉴定试验组阳性的细菌是否为指示菌或是污染所致。

附 录 D
（规范性附录）
过氧化氢低温等离子灭菌的生物监测方法

D.1　管腔生物 PCD 或非管腔生物监测包的制作

采用嗜热脂肪杆菌芽孢生物指示物制作管腔生物 PCD 或非管腔生物监测包；生物指示物的载体应对过氧化氢无吸附作用，每一载体上的菌量应达到 1×10^6 CFU，所用芽孢对过氧化氢气体的抗力应稳定并鉴定合格；所用产品应符合国家相关管理要求。

D.2　管腔生物 PCD 的监测方法

灭菌管腔器械时，可使用管腔生物 PCD 进行监测，应将管腔生物 PCD 放置于灭菌器内最难灭菌的部位（按照生产厂家说明书建议，远离过氧化氢注入口，如灭菌舱下层器械搁架的后方）。灭菌周期完成后立即将管腔生物 PCD 从灭菌器中取出，生物指示物应放置 $56\,℃ \pm 2\,℃$ 培养 7d（或遵循产品说明书），观察培养结果。并设阳性对照和阴性对照（自含式生物指示物不用设阴性对照）。

D.3　非管腔生物监测包的监测方法

灭菌非管腔器械时，应使用非管腔生物监测包进行监测，应将生物指示物置于特卫强材料的包装袋内，密封式包装后，放置于灭菌器内最难灭菌的部位（按照生产厂家建议，远离过氧化氢注入口，如灭菌舱下层器械搁架的后方）。

灭菌周期完成后立即将非管腔生物监测包从灭菌器中取出,生物指示物应放置56℃±2℃培养7d(或遵循产品说明书),观察培养结果。并设阳性对照和阴性对照(自含式生物指示物不用设阴性对照)。

D.4 结果判定

阳性对照组培养阳性,阴性对照组培养阴性,实验组培养阴性,判定为灭菌合格。阳性对照组培养阳性,阴性对照组培养阴性,实验组培养阳性,判定为灭菌失败;同时应进一步鉴定实验组阳性的细菌是否为指示菌或是污染所致。

附 录 E

（规范性附录）

低温蒸汽甲醛灭菌的生物监测方法

E.1 管腔生物 PCD 或非管腔生物监测包的制作

采用嗜热脂肪杆菌芽孢生物指示物制作管腔生物 PCD 或非管腔生物监测包；生物指示物的载体应对甲醛无吸附作用，每一载体上的菌量应达到 1×10^6 CFU，所用芽孢对甲醛的抗力应稳定并鉴定合格，所用产品应符合国家相关管理要求。

E.2 管腔生物 PCD 的监测方法

灭菌管腔器械时，可使用管腔生物 PCD 进行监测，应将管腔生物 PCD 放置于灭菌器内最难灭菌的部位（按照生产厂家说明书建议，远离甲醛注入口），灭菌周期完成后立即将管腔生物 PCD 从灭菌器中取出，生物指示物应放置 $56\,℃\ \pm 2\,℃$ 培养 7d（或遵循产品说明书），观察培养结果。并设阳性对照和阴性对照（自含式生物指示物不用设阴性对照）。

E.3 非管腔生物监测包的监测方法

灭菌非管腔器械时，应使用非管腔生物监测包进行监测，应将生物指示物置于纸塑包装袋内，密封式包装后，放置于灭菌器内最难灭菌的部位（按照生产厂家说明书建议，远离甲醛注入口）。灭菌周期完成后立即将非管腔生物监测包从灭菌器中取出，生物指示物应放置 $56\,℃\ \pm 2\,℃$ 培养 7d（或遵循产品说明书），观察培养结果。并设阳性对照和阴性对照（自含式生物指示物不用设阴性对照）。

E.4　结果判定

阳性对照组培养阳性，阴性对照组培养阴性，实验组培养阴性，判定为灭菌合格。阳性对照组培养阳性，阴性对照组培养阴性，实验组培养阳性，判定为灭菌失败；同时应进一步鉴定实验组阳性的细菌是否为指示菌或是污染所致。

彩 图 部 分

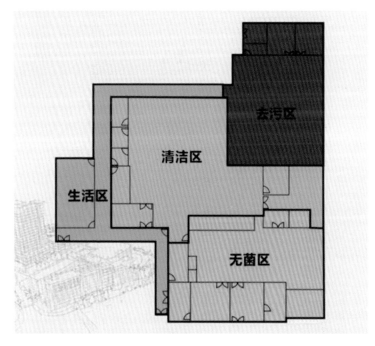

图 1　消毒供应中心总布局图

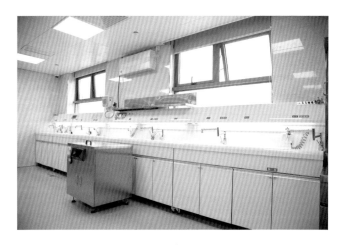

图 2 去污区

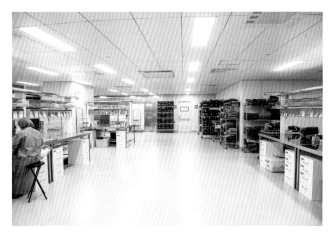

图 3 检查包装区

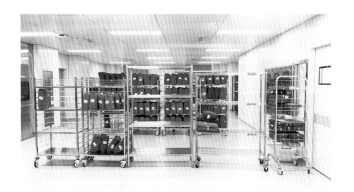

图 4 无菌室

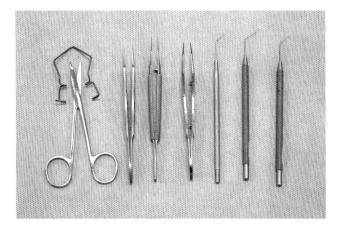

图 5 白内障手术器械

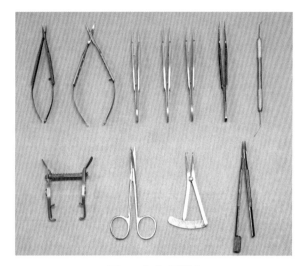

图6 青光眼器械

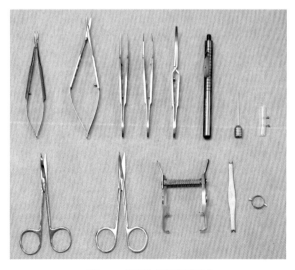

图7 玻璃体视网膜器械

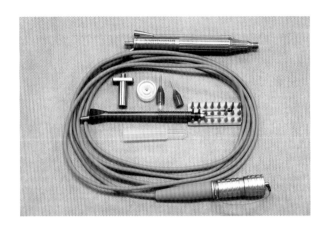

图 8　超声乳化器械

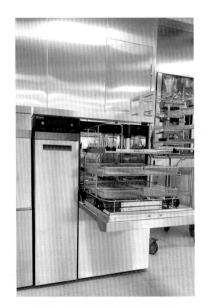

图 9　眼科显微器械清洗机

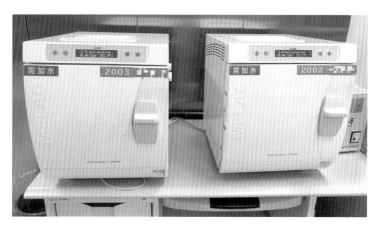

图 10　小型压力蒸汽灭菌器

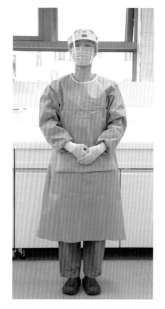

图 11　防护用品 1

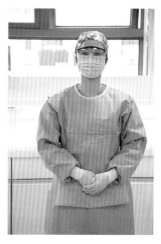

图 12　防护用品 2

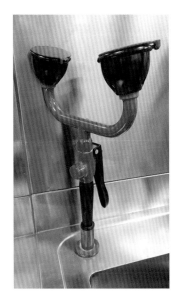

图 13 洗眼器